健康宝宝吃出来

[日] 西川千宽 编

郝皓 译

U0221524

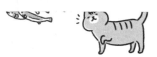

江苏凤凰文艺出版社
JIANGSU PHOENIX LITERATURE AND
ART PUBLISHING, LTD

图书在版编目（CIP）数据

健康宝宝吃出来 ／（日）西川千宽编；郝皓译. －－
南京：江苏凤凰文艺出版社，2019.4
ISBN 978-7-5594-3250-6

Ⅰ．①健… Ⅱ．①西… ②郝… Ⅲ．①婴幼儿－饮食
营养学 Ⅳ．①R153.2

中国版本图书馆CIP数据核字(2019)第016037号

书　　　　名	健康宝宝吃出来	

编　　　者	〔日〕西川千宽	
译　　　者	郝　皓	
责 任 编 辑	孙金荣	
特 约 编 辑	陈舒婷	
项 目 策 划	凤凰空间/陈舒婷	
出 版 发 行	江苏凤凰文艺出版社	
出版社地址	南京市中央路165号，邮编：210009	
出版社网址	http://www.jswenyi.com	
印　　　刷	固安县京平诚乾印刷有限公司	
开　　　本	889毫米×1194毫米　1／32	
印　　　张	6	
字　　　数	115.2千字	
版　　　次	2019年4月第1版　2024年1月第2次印刷	
标 准 书 号	ISBN 978-7-5594-3250-6	
定　　　价	49.90元	

（江苏凤凰文艺版图书凡印刷、装订错误可随时向承印厂调换）

登场人物介绍

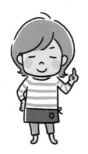

可美

开朗的妈妈。为了守护家人的健康，对饮食非常用心。和婆婆的关系有些微妙。

宏

家里的顶梁柱。忙于工作，运动不足，三高人群。认为孩子的成长就是生活的意义。

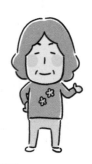

婆婆

健康第一！喜欢旅行，非常有活力的婆婆。对食材非常了解，是家里的智囊。

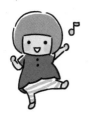

布丁

最喜欢爸爸的姐姐。在游戏中心跳舞，提高了运动能力。

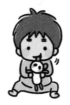

小代

经常大笑也经常大哭的弟弟。因为是老幺所以有些娇惯，却似乎在游泳教室得到改善。

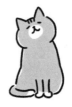

喵咪老师

家里的偶像猫。觉得自己是人类。会介绍食材小常识。

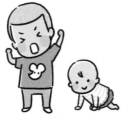

洋子、翔太、结菜

宏的妹妹洋子，以及她的孩子们。对任何事都有自己鲜明的主张。小翔和布丁是同学。

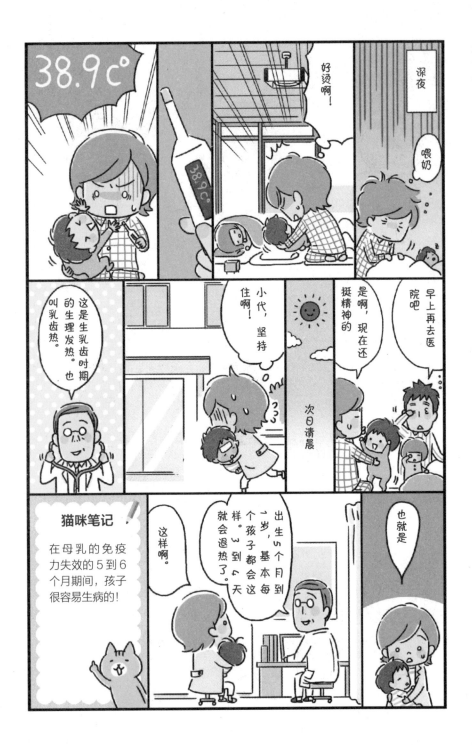

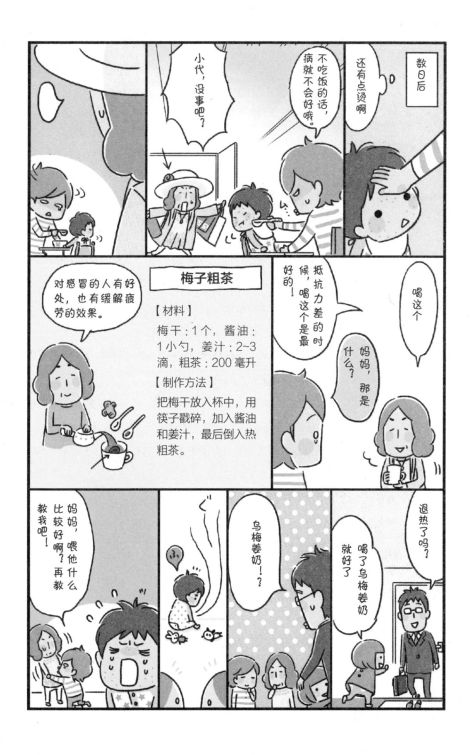

使用本书需注意

●本书的食谱是针对幼儿（5个月）到学龄前（6岁）1人份的食量定制的。也有为了方便制作或是针对不同症状而特别定制的食谱。

●本书食谱右边的图标表示的是年龄。针对"5—6个月""7—11个月""1—6岁"的不同年龄段的孩子定制的简单易食的食材。

●本书介绍的食物，虽然具有保持健康、预防疾病的营养成分，但并不是药物。症状严重的话请一定到医院就诊。

●本书的食谱虽然在身体营养不足的时候有效果，但是过量摄取特定营养元素并不会治愈疾病，也不会让人变得更加健康。营养摄取需要保持平衡。

●食物都有自己独有的营养效果，但是还是不要偏食。平均摄入各种食物才是最重要的。

●虽然在食谱中没有特别标明，但是也要在清洗过食材，去皮，去筋，去种，去砂之后再进行制作。

※1 请不要给未满1岁的幼儿喂食蜂蜜，可能会出现由肉毒杆菌引起的食物中毒。

※2 推荐酸奶作为特定的保健品进行食用，因为已经证明了它具有调整肠胃内细菌平衡的效果。

※3 生吃鸡蛋可能会引起未满6岁的学龄前儿童食物中毒，不推荐食用。

※4 要避免柑橘入浴剂被阳光直射。

目 录

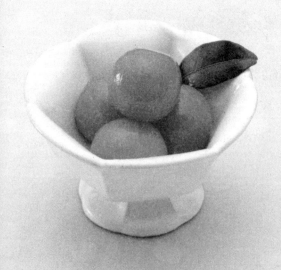

第一章

对日常各种症状有效的食物和食谱

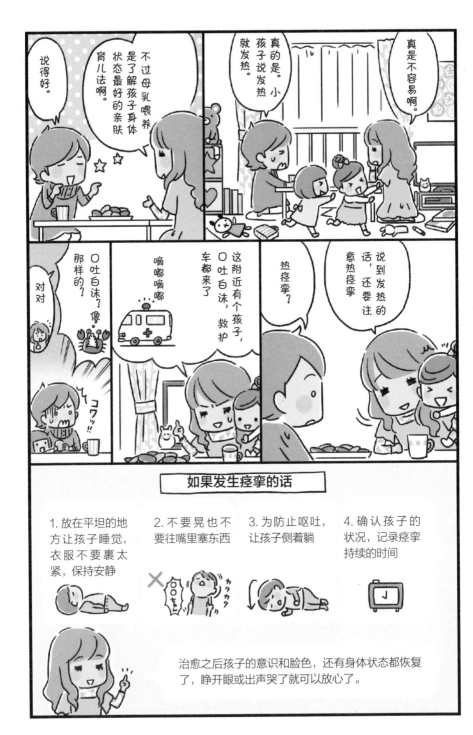

如果发生痉挛的话

1. 放在平坦的地方让孩子睡觉，衣服不要裹太紧，保持安静

2. 不要晃也不要往嘴里塞东西

3. 为防止呕吐，让孩子侧着躺

4. 确认孩子的状况，记录痉挛持续的时间

治愈之后孩子的意识和脸色，还有身体状态都恢复了，睁开眼或出声哭了就可以放心了。

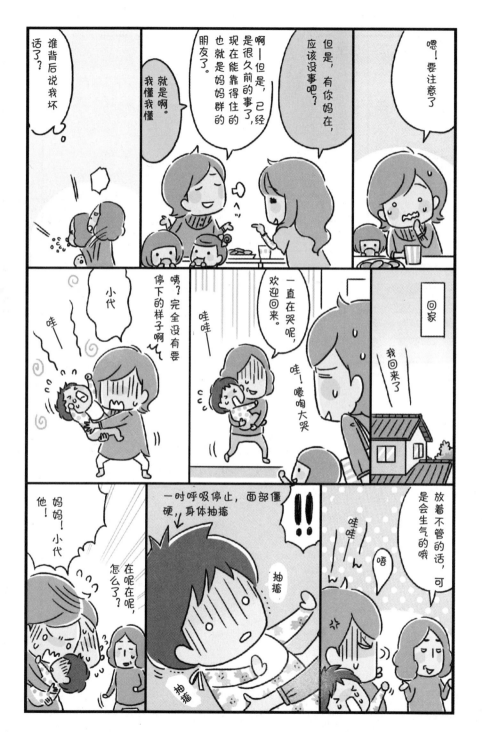

11

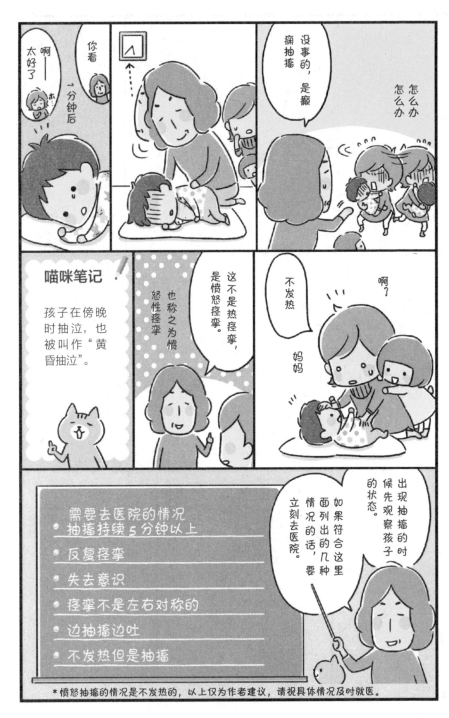

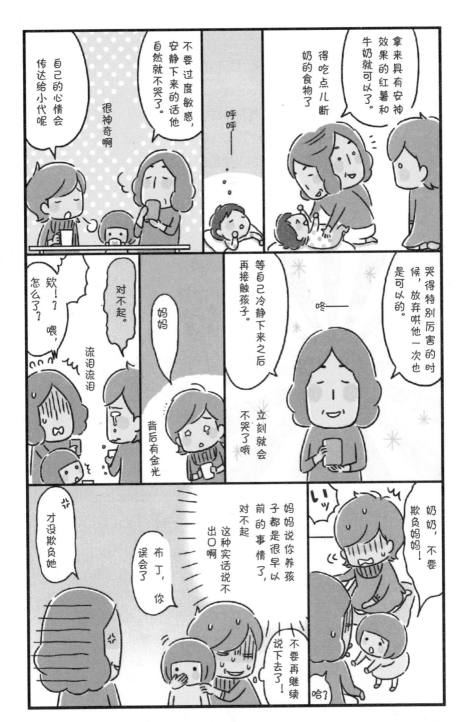

13

感冒

恢复体力，增强免疫力即可痊愈

感冒是对由病毒感染而引起的鼻和喉咙的炎症，咳嗽和发热，以及流鼻涕的症状的总称。是小孩子最容易得的疾病。想要尽早痊愈的话，需要保持身体温暖，保证充足的睡眠，尽快恢复体力。并且，摄取对抗病毒所需的维生素 A 和增强免疫力的维生素 C 也是很重要的。

葛根

葛根汤是以治疗感冒很有效而著称的食物。可以让身体发热促进出汗，有助于早日恢复。除了可以缓解感冒早期的关节痛和恶寒等症状之外，对退热也有效果。

布丁真是的，明明病都好了，但是却喜欢上喝葛根汤了呢。

再来一碗

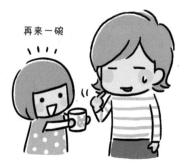

白萝卜

具有消炎的效果，可以祛除咳嗽和喉咙痛。对因为感冒而造成胃肠中的消化酶中淀粉酶的减少有帮助，可以促进消化。对退热也有效果，但是吃太多的话会造成体寒。

不推荐的食物

感冒的时候，最好不要摄入过多的脂制品和食物纤维。因为消化机能减弱，所以脂制品会造成肠胃负担，而摄入过多的食物纤维可能会将恢复所需的矿物质和维生素一起排出体外。

姜

日本产的姜含有辣味的姜油，具有抗菌和杀菌的效果，还可以预防感冒，对感冒后身体恢复也有效果。另外还具有解热、镇痛的作用，对减轻由感冒引起的发热和喉咙痛也有效果。

柑橘

含有丰富的维生素 C，可以提高身体免疫力，并且可以强化对病菌的抵抗力。表皮具有暖身的作用，所以在泡澡的时候可以加入浴罐中。感冒高发的冬季，可以作为预防感冒的食物经常食用。

油菜

想要不感冒，首先要做的是防止病菌侵入。油菜中含有的胡萝卜素在进入体内后会转化为维生素 A，可以增强黏膜功能，提高消化系统和呼吸系统的抵抗力，预防病菌感染。

猕猴桃

猕猴桃含有丰富的维生素 C，可以增强免疫力，防止身体感染病菌。在预防感冒的时候也是很好的水果。同时在孩子因为感冒而身体虚弱，需要恢复体力时也很有效。

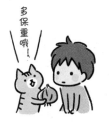

多保重哦！

在恢复期的时候，推荐吃具有滋养作用的洋葱和鸡蛋，还有山药以及脂肪含量少的鱼和肉等。

刚感冒和恢复期的饮食

● **刚感冒的时候**

在刚感冒时一定要小心饮食。为了防止疾病恶化，要摄取足量的碳水化合物、维生素A（或胡萝卜素）和维生素 C，增强抵抗力。

● **感冒恢复期**

在症状缓解后也决不可大意。为了不出现病情反复，需要摄取足量的蛋白质、碳水化合物和维生素 A、维生素 C、维生素 E，尽快恢复体力。

缓解炎症和咳嗽

白萝卜泥粥

材料　白萝卜（泥）：2 大勺，温米饭：1 大勺，水：100 毫升。

做法　1. 把白萝卜和饭放入锅中，加水开火加热，煮到软为止。

2. 把步骤 1 的食材放入碗中捣碎。

维生素 C 可以抵抗病菌

猕猴桃和香蕉泥

材料　猕猴桃：1/4 个（20 克），香蕉：2 厘米（10 克）。

做法　1. 将猕猴桃切碎，将香蕉放在碗中捣烂。

2. 把猕猴桃和香蕉混在一起。

婴儿不喜欢酸的东西，所以要选用已经熟透的甜猕猴桃。

改善感冒初期的症状并且可以暖身

苹果葛根汤

材料　葛根：1 小勺，苹果（果汁）：100 毫升，热水：100 毫升。

做法　1. 将葛根倒入杯中，加入热水，等葛根溶解。

2. 把苹果汁倒入步骤 1 中，用微波炉加热 1 分钟左右。

* 根据孩子的年龄和身体状态，调整配量。

* 根据个人喜好，加入适量具有发汗解热作用的姜泥。

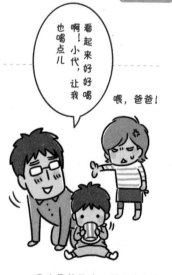

看起来好好喝啊！小代，让我也喝点儿

喂，爸爸！

因为是苹果味，所以连小孩子也爱喝。

胡萝卜素可以加快体力恢复
油菜炖豆腐

材料　油菜（切碎）：1大勺，软豆腐：3厘米，水：40毫升。

做法　1.把所有材料放入锅中，煮软。

　　　2.把步骤1的食材放入碗中捣碎。

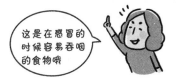

这是在感冒的时候容易吞咽的食物哦

缓解因感冒引起的黏膜炎症的症状
白萝卜小沙丁鱼

材料　白萝卜（粗切）：2大勺，小沙丁鱼：1小勺，海鲜汤（海带鲣鱼汤）：100毫升。

做法　1.将小沙丁鱼放入开水中去盐，然后粗切。

　　　2.将白萝卜和沙丁鱼还有海鲜汤一起倒入锅中，然后煮软。

暖身，增强免疫力
加入姜的热柑橘

材料　柑橘：1个（80克），姜（汁）：1小勺，蜂蜜＊（或者砂糖）：适量，热水：100毫升。

做法　1.把柑橘剥皮，用纱布包住，捏出果汁。

　　　2.把步骤1的食材加入杯中，再加入姜和蜂蜜，倒入热水，搅匀。

＊根据孩子的年龄和身体状态，调整配量。

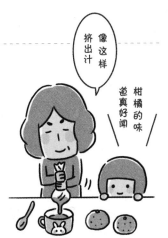

像这样挤出汁

柑橘的味道真好闻

发热

发热是身体免疫力增强的保护反应

发热的原因大多是由感冒的病毒和细菌感染引起的。作为父母虽然会担心，但是发热是身体升温和病原体斗争的状态表现，当病原体衰弱之后体温自然会下降。摄取可以增强免疫力的维生素 C 等营养，然后静养。如果出现持续高热、出疹等症状的话，要尽快去医院。

大葱

可以促进发汗，有散热的效果。特别是葱叶可以提高食欲，有助消化，对恢复因发热而消耗的体力很有效果。在发热的时候，给孩子喝一些爱喝的汤。

草莓

含有丰富维生素 C 可以提高身体免疫力，增强对病原体的抵抗力，有利于退热。草莓是在没有食欲的时候，小孩子喜欢吃的食材，所以作为发热时期的营养补给是很合适的。

球芽甘蓝

球芽甘蓝比普通的卷心菜营养更加丰富。维生素 C 的含量也比卷心菜多，可以减轻因发热引起的疲劳，提高抵抗力。做成汤饮用的话容易食用而且可以补充水分。

即使发热了也不要慌张

小孩子的体温略高于成人，特别是到 2 岁左右的孩子不高于 37.5℃ 都属于正常体温。因为体温调控机能还不成熟，所以会有一时体温增高的情况。测量一次体温之后，隔一段时间再测一次。家长要冷静地照顾孩子。

维生素 C 可以增强抵抗力

草莓果酱

材料　草莓：2 个（30 克）。

做法　把去掉叶子的草莓放入碗中，捣成酱。

用酸味不强的，比较甜的草莓来做吧。

维生素 C 可以缓解疲劳

球芽甘蓝汤

材料　球芽甘蓝：2 个（30 克），海鲜汤（海带鲣鱼汤）：100 毫升。

做法　将切碎的球芽甘蓝和海鲜汤放入锅里，煮软。

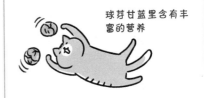

球芽甘蓝里含有丰富的营养

促进排汗，散热

速食味噌葱汤

材料　葱（白色部分）：3 厘米，味噌：1/2 大勺，热水：200 毫升。

做法　1. 将葱粗切。

2. 把葱和味噌倒入杯中，加入热水搅拌。

* 根据孩子的年龄和身体状态，调整配量。

* 根据个人喜好，可以加入适量具有发汗、解热作用的姜泥。

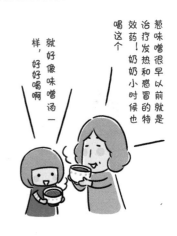

就好像味噌汤一样，好好喝啊

葱味噌很早以前就是治疗发热和感冒的特效药！奶奶小时候也喝这个

19

沉着冷静应对，B 族维生素很有效

在婴儿期最常见的痉挛是，体温高于 38℃ 出现的"热痉挛"，和在哭得特别厉害时候的"愤怒性痉挛"。不论是哪种，1~2 分钟之后就会好了，所以不要慌张。对痉挛有效的营养素是 B 族维生素。对神经具有镇静效果的钙，对愤怒性痉挛也很有效。

牛奶

出现痉挛，和 B 族维生素摄入不足也有一定的关系。牛奶中含有丰富的 B 族维生素，同时还含有镇静神经的钙，对愤怒性痉挛很有效。

红薯

缺少维生素 B_6 的话，可能会出现多发性末梢神经炎等症状。红薯是婴儿也可以食用的富含维生素 B_6 的食材。煮熟之后即可使用。

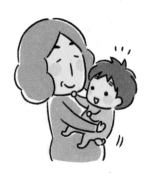

出现痉挛的日子，尽量避免洗澡以防万一。

羊栖菜

羊栖菜含有丰富的矿物质，包含对愤怒性痉挛有效的钙和 B 族维生素。并且，还含有控制植物性神经不可欠缺的镁，可以让神经安定下来。

有甜味容易食用

红薯泥

材料　红薯: 20 克, 热水: 1 小勺。

做法　1. 将红薯去皮切薄片, 放入水中浸泡 5 分钟。

2. 将红薯片放入锅中, 煮软。

3. 将红薯和热水一起放入碗中捣烂。

帮助维持皮肤和黏膜的健康

红薯沙拉

材料　红薯（去皮后粗切）: 20 克, 酸奶: 2 小勺。

做法　1. 将红薯放入锅中, 加入刚刚没过红薯的水, 煮烂。

2. 去水之后在步骤 1 的食材中加入酸奶搅匀。

镇定神经对痉挛有效

牛奶蜂蜜

材料　牛奶: 200 毫升, 蜂蜜: 1 大勺（可根据喜好调整用量）。

做法　将牛奶、蜂蜜倒入杯中, 然后搅匀。

* 也可以用胶糖蜜。

* 冬天做成热饮也很好喝。

加入蜂蜜的话, 即使是讨厌牛奶的小孩子也能喝得下。

头疼

检查原因，促进血液循环

当孩子说头疼的时候，需要检查一下是不是有呕吐或发热的症状。感冒引起的头疼的话，随着感冒的恢复头疼也会消散。如果是和感冒无关，一直反复头疼，或者有其他症状的话就要去医院了。

洋葱

硫化物可以提高维生素 B_1 的吸收率，有助于维护肌肉和神经健康。另外也有促进血液循环和缓解头痛的功效。对缓解疲劳很有效。

青花鱼

不饱和脂肪酸 EPA（二十五碳五烯酸）和维生素 E 可以改善血液循环，缓解头痛。对脑发育也有帮助，营养价值很高，在日常中也可以时常给孩子吃。

头痛时要用薄荷

药草有多种多样的效果，日本从古至今都会使用药草。其中对头疼有效的就是薄荷了。薄荷具有发汗、散热的作用，可以缓解头疼的症状。取薄荷叶子加入热水，喝薄荷茶可以缓解疼痛。

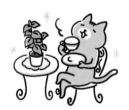

给小孩子喝的话稍微加入甜味，然后再加入薄荷叶。

可以缓解疲劳

洋葱奶酪披萨

材料 洋葱（切至 0.5~1 厘米的洋葱圈）：
2 片，火腿片：2 片，软奶酪：适量，
番茄酱：适量，油：少许。

做法 1. 在平底锅中倒入油加热，烤熟洋葱的两面。

2. 在烤过洋葱之后，在上面涂上番茄酱，放上火腿片和奶酪，烤至奶酪融化。

切到适合小孩子吃的大小。

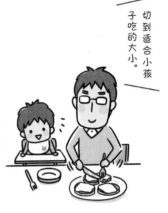

促进血液循环，缓解头痛

炸青花鱼块

材料 青花鱼：1 条（切好的也可以），
淀粉：适量，油：适量，酱油：1
大勺，甜料酒：1/2 大勺，酒：3
大勺，姜泥：1 小勺。

做法 1. 青花鱼去掉小刺，切成适口大小。

2. 将青花鱼放入盆中，加入酱油、甜料酒、酒、姜泥，拌匀放入冰箱放置 3 小时以上。

3. 把腌好的青花鱼蘸上淀粉，放入油中炸熟。

会想要吃米饭哦~

再来一碗

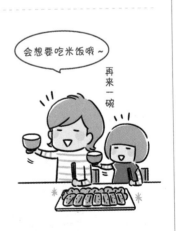

喉咙痛

滋润嗓子，摄取抗菌消炎的食物

嗓子感染细菌或是病毒之后，病菌增殖，会诱发炎症，嗓子会干涩疼痛。恶化的话可能会导致支气管炎或是肺炎，会不停咳嗽。想要恢复的话，就要摄入可以增强黏膜抵抗力的维生素 A 以及具有消炎作用的食物，房间的湿度要保持在 50% 左右，不间断地润喉也很重要。

金橘

含有可以在体内转化为维生素 A 的胡萝卜素，并且含有丰富的维生素 C，可以保护黏膜。消炎效果也很值得期待，很久以前就被视为灵药。因为酸味很强，所以煮甜一些，与药用效果很高的皮一起吃吧。

梨

具有清热、止咳化痰的功能。对伴随发热而产生的喉咙痛特别有效。吃东西会嗓子疼的话就捣成梨泥来吃吧。因为其中 90% 都是水分，可以补充水分，还可以滋润嗓子。

把干杏放入水中，加入砂糖把水煮干，做成杏酱。

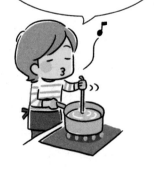

杏

可以缓解嗓子的疼痛，并可以止咳化痰。因为鲜果不容易买到，所以可以使用全年都可以买到的果干。营养也被浓缩在果干里面，具有很好的效果。

清热消炎
梨汁

材料　梨（梨泥）：2 大勺，
　　　热水：2 大勺。

做法　1. 用纱布包住梨，挤出
　　　梨汁。

　　　2. 加入水稀释。

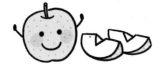

润喉止疼
梨汤

材料　梨: 1/5 个（30 克），水:
　　　100 毫升，淀粉: 少许。

做法　1. 在锅中加入水和切碎的
　　　梨，煮软。

　　　2. 步骤 1 煮好之后，加入
　　　淀粉搅拌均匀。

保护黏膜和止痛
蜂蜜煮金橘

材料　金橘: 150 克，
　　　蜂蜜: 60 克，水:
　　　30 毫升。

切碎的话就是妈妈牌果酱！泡水也是很有效果的，可以兑水变成果汁。

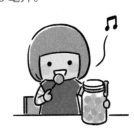

配合食用
金橘 + 蜂蜜

做法

1. 把金橘洗净，去掉蒂，竖着切 4~5 刀。

2. 在锅中加入金橘，加入刚好没过食材的水，开火加热。煮熟之后关火，把水倒掉。

3. 把煮熟的金橘放入锅中，加入蜂蜜和水。煮 10 分钟，煮到金橘变软，有汁流出。

* 很小的孩子的话要把里面的果核取出来再给他吃。也可以在第二步去核。

具有杀菌作用的蜂蜜可以止痛。配合金橘效果倍增。

咳嗽

经常补水，避免干燥

咳嗽是一种将进入气管的病毒、细菌还有灰尘排出，保护身体的自卫性反应。痰也是呼吸道分泌的，用来包裹异物的东西。因为喉咙干燥会引起咳嗽，所以要注意房间保湿，滋润喉咙。具有补水效果的食物可以止咳，同样也具有化痰的效果。

白萝卜

白萝卜具有保护黏膜，去热，以及消炎的作用。这让它具有舒缓喉咙不适的功效。把白萝卜放入蜂蜜中腌制，分泌出的汁液对止咳化痰很有效。

紫苏

含有丰富的胡萝卜素以及维生素C，可以保护黏膜，增强对抗病菌和细菌侵入的抵抗力，缓解咳嗽。给孩子吃的话弄成果汁容易饮用，还可以补充水分并有润喉的作用。

莲藕

在咳嗽不止，并且嗓子疼的时候，吃莲藕是很有效的。可以缓解支气管的炎症，还可以止咳。将莲藕榨汁，再配上孩子比较爱喝的甜味饮品。

分辨咳嗽种类的方法

根据咳嗽的种类不同，有些时候需要去医院接受医生的治疗。咳咳如果是轻微干咳的情况，基本上不会有问题，但是当咳出奇怪声音并伴随喘不上气等非常痛苦的情况及嗓子里痰很多的湿咳，就需要注意了。

消炎止咳

白萝卜葛根汤

材料　白萝卜（萝卜泥）：2大勺，海鲜汤（海带鲣鱼汤）：20毫升，淀粉：少许。

做法　1. 把白萝卜和海鲜汤倒入锅中，开火加热。

　　　2. 把淀粉倒入步骤1的食材中搅匀，使汤黏稠。

对咳嗽有效

白萝卜煮番茄

材料　白萝卜（切碎）：2大勺，番茄汁（无盐）：1大勺，水：80毫升。

做法　1. 把白萝卜倒入锅中，再加入番茄汁和水加热。

　　　2. 把白萝卜煮软。

提高免疫力，止咳

紫苏果汁

材料　紫苏：100克，砂糖：150克（根据喜好调整），柠檬汁：1大勺，水：600毫升。

做法　1. 锅中加水煮沸，加入紫苏之后再煮沸10分钟。

　　　2. 停火，将紫苏取出。再开火加热紫苏水，加入砂糖和柠檬汁，煮10分钟左右。

　　　3. 完全冷却之后，可以加入水或者碳酸水稀释，根据自己的喜好做成果汁。

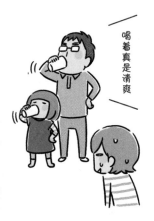

喝着真是清爽

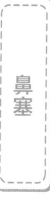

鼻塞

消除黏膜炎症，增强抵抗力

为了排出附着在鼻内黏膜上的细菌，湿润鼻腔膜而分泌的黏液就是鼻涕。而鼻塞是鼻内黏膜肿胀，鼻腔内空间变狭小的状态。无论是哪种，只要抑制鼻内的黏膜炎症，增强抵抗力，就能够恢复。想要保持黏膜健康需要维生素 A 和维生素 C。特别是维生素 C 具有抗氧化作用，缓解病症的效果极佳。

西蓝花

含有丰富的可以保护鼻腔黏膜和增强抵抗力的维生素 C，对感冒和花粉症引起的鼻塞、流鼻涕也很有效。在烹饪的时候，为了防止维生素的流失，加热要做到最小限度。

洋葱

含有丰富的硫化物，可以促进血液循环，改善鼻子不适的症状，如鼻塞和流鼻涕。洋葱中含有的硫化物也可以保护鼻内黏膜，缓解鼻子不适的症状。

针对鼻塞、流鼻涕的护理

● **反复轻揉鼻子的一侧**

按住鼻子一侧的穴位，反复轻揉。小孩子的话可以用吸鼻涕器。要注意不要吸得太用力，否则会损伤黏膜。

● **鼻子按摩**

沿着鼻梁用手指向上轻压，压至眉头部分，可以缓解症状。

● **用热毛巾疏通鼻子**

用不是很烫的热毛巾放在鼻子上蒸鼻。

● **具有外用效果的食物**

用棉签沾上用白萝卜和莲藕榨出的汁，放入鼻腔内，可以疏通鼻子。

保护鼻内黏膜

软煮西蓝花汤

材料　西蓝花: 30 克, 热水:
　　　1 小勺。

做法　1. 锅中加入热水煮沸,
　　　把西蓝花煮软。

　　　2. 把步骤 1 的水去掉,
　　　将西蓝花捣烂, 再加入
　　　热水。

促进血液循环消除症状

煮洋葱

材料　洋葱(切碎): 30 克,
　　　海鲜汤(海带鲣鱼汤):
　　　100 毫升, 淀粉: 少许。

做法　1. 把洋葱和海鲜汤放入
　　　锅中, 煮软。

　　　2. 在步骤 1 的食材中放
　　　入淀粉, 搅匀。

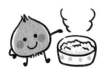

促进血液循环使鼻子通畅

洋葱和莲藕的腌泡汁

材料　洋葱(中): 1 个,
　　　莲藕: 50 克。

A　醋: 1 大勺(根据喜好调整),
　　橄榄油: 2 大勺, 柠檬汁: 1 大勺,
　　盐、胡椒: 少许。

做法　1. 将洋葱和莲藕切成薄片, 放在
　　　水(莲藕放入醋水)中 2 分钟。

　　　2. 去掉步骤 1 中的水, 去除莲藕
　　　的涩味, 和 A 混合, 将洋葱和莲
　　　藕混合。

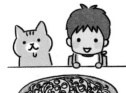
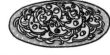

配合食用　莲藕的消炎作用加上洋葱的消炎作用, 配合在一起事
洋葱 + 莲藕　半功倍。

小孩的感染

孩子的抵抗力比成人要低，很容易
受到感染。接种疫苗是很有必要的，
如果被感染的话要冷静迅速地进行
处理。

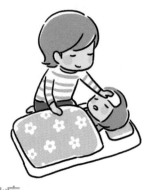

儿童常见感染病

病名	症状	感染路径	发病年龄	入园、入校标准
		潜伏时间		
突发性发疹	38℃以上的发热持续 3~4 天。在退热的时候，从肚子的部位开始出现小疹子并蔓延全身。有时伴有腹泻	飞沫、口腔接触感染 约 10 天	出生后 6 个月—1 岁	主要症状消失，医生判断是否可以去上学
麻疹	从 38℃ 左右的发热开始，出现咳嗽、流鼻涕等和感冒很像的症状且全身出疹子。口中生出小白斑	空气、飞沫、接触感染 10~12 天（春天居多）	出生后 7 个月—6 岁	退热 3 天后
风疹	小的红色疹子从脸开始蔓延全身。伴有发热、流鼻涕、咳嗽、喉咙肿、眼充血等症状。有时会淋巴结发炎并伴随疼痛	飞沫感染 14~21 天（春天到初夏居多）	学龄期至青春期容易被感染	疹子消失之后

病名	症状	感染路径	发病年龄	入园、入校标准
		潜伏时间		
水痘	很痒的红色疹子，从肚子和胸部开始，蔓延全身。结痂之后就好了	空气、飞沫、接触感染	幼儿期到学龄期（8岁以下居多）	所有的疹子都结痂之后
		11~21 天（冬季到春季居多）		
腮腺炎	单侧或是两侧的耳朵下方到腮部肿大，碰的话会疼。发热38℃左右。有时也会出现接近40℃的高热	飞沫、接触感染	2—7岁多发（会出现集体发	腮腺的肿大消除之后
		14~24天（冬季到春季居多）		
流感	突然出现高热，持续3~4天。疲惫，关节和肌肉痛、头痛、咳嗽、流鼻涕、喉咙疼、腹泻和呕吐等感冒的症状会出现	飞沫或接触感染	学龄期儿童居多	退热3天之后
		1~3 天（冬季居多）		
咽结膜炎	出现39℃左右的高热，喉咙和淋巴肿痛。还有眼充血、发痒等症状。多因为接触泳池的水而引起。	飞沫或接触感染	儿童多发症	主要症状消失2天后
		5~7 天（夏季居多）		
手足口病	手和脚还有口中出现水泡。还会伴有发热。口中出现水泡的话会难以进食	飞沫或接触排泄物传播	是幼儿期多发症	退热，并且可以开始进食
		3~5 天（夏季居多）		

* 引自日本厚生劳动省《平成二十一年（2009年）保育院感染病对策指南》、东京福祉保健局《东京感染手册》。

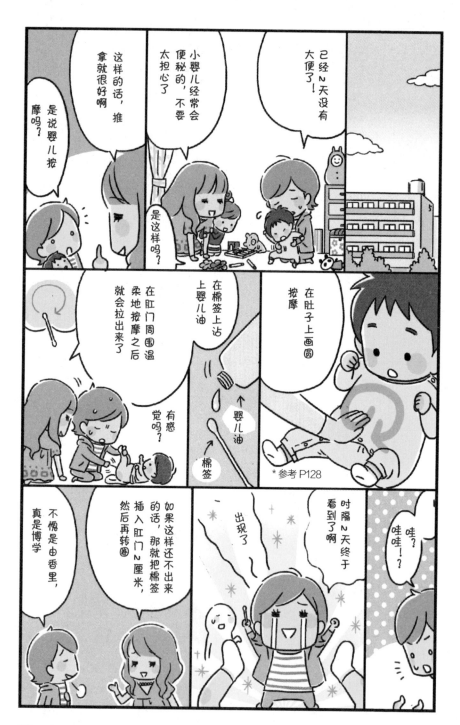

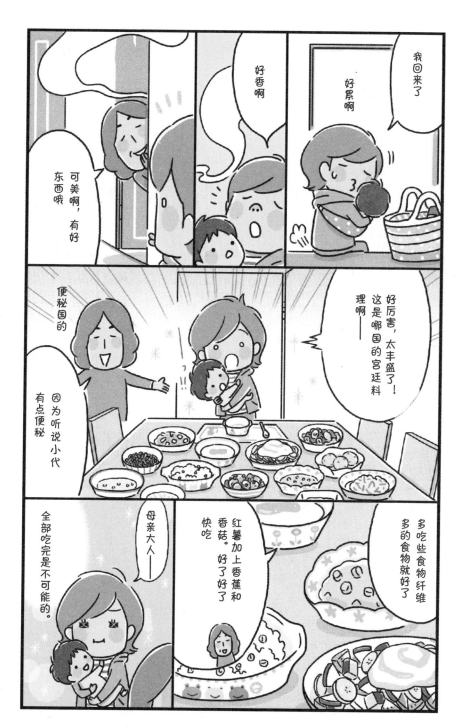

33

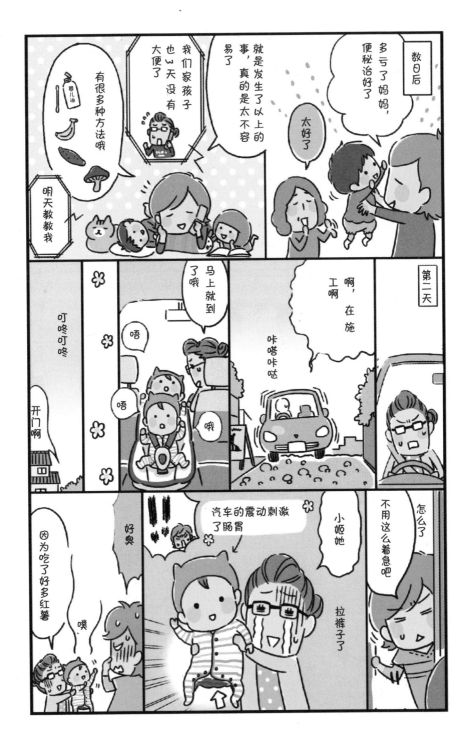

34

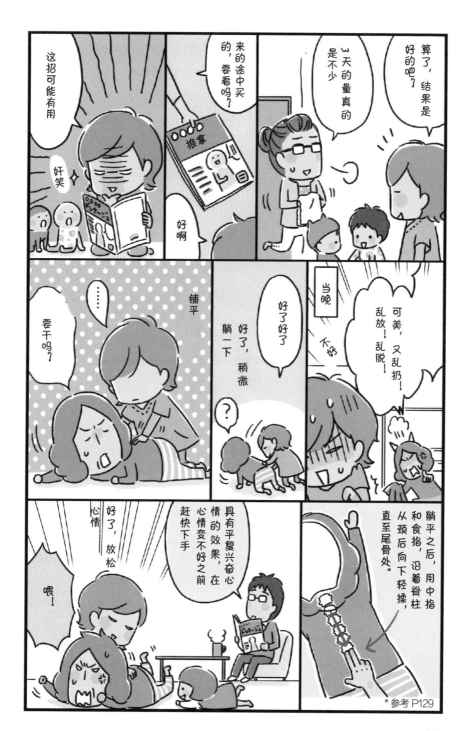

便秘

食物纤维和运动可以调整肠道环境

便秘是因为食物量不足以及食物纤维不足而引起的胃动力不足。婴儿期会因为母乳和牛奶不足而出现此症状。想要改善的话，就要多摄入可以使大便变软的食物纤维。另外，运动不足的话，会减弱肠道蠕动的力度，适当的运动也是很重要的。

红薯

含有丰富的不溶性食物纤维。能促进肠运动，便于大便排出。另外也能增加排便量。
可以作为婴儿辅食。

香蕉

含有可以软化大便的水溶性膳食纤维——果胶。还含有可以调整肠道的低聚糖。即使是婴儿期的幼儿也可以不加热直接食用，是最适合改善孩子便秘的食物。

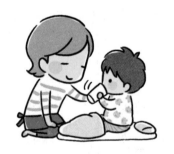

早上起来之后立刻让孩子喝凉白开，可以促进肠胃运动，具有改善便秘的效果。

酸奶

乳酸菌可以增强肠道蠕动，消除便秘，增多有益菌减少有害菌，不止是对便秘，还可以改善腹泻，预防食物中毒。如果担心过敏的话，未满 8 个月的宝宝需要视情况而定。

利用食物纤维消除便秘

苹果煮红薯

材料　红薯: 15克, 苹果(泥): 1大勺, 水: 60毫升。

做法　1. 把所有材料放入锅中, 煮软。

2. 把煮好的食材放入碗里捣碎。

*苹果也具有调整肠部功能的作用, 对便秘有效。

激活肠胃运动

红薯拌豆腐

材料　红薯: 20克, 软豆腐: 2厘米。

做法　1. 把红薯放入锅中, 加入刚好可以淹没的水, 开火煮到红薯变软为止。豆腐也用热水加热2分钟左右。

2. 把去水的红薯和豆腐放入碗中, 捣碎。

香蕉的食物纤维和低聚糖可以改善便秘

香蕉水果沙拉

材料　香蕉: 1/2根, 当季水果: 适量, 酸奶: 50克, 柠檬汁: 少量, 蜂蜜(或者砂糖): 适量。

做法　1. 把香蕉和水果切成一口可以吃掉的大小。

2. 把步骤1的食材和剩下的材料放入碗中, 搅拌。

*酸奶用固体酸奶也可以, 味道更加浓厚。

喜欢的水果和加热的红薯一起放在杯子里混合也很好吃哦!

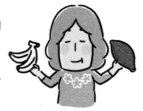

配合食用	酸奶中的乳酸菌可以调整肠道环境, 香蕉中的低聚糖和食物纤维可以进一步改善便秘。
香蕉 + 酸奶	

食用能调整肠胃的食物，让肠胃运动恢复正常

小孩子（特别是婴儿期的宝宝）肠胃抵抗力很弱，稍微有一些刺激就会造成腹泻。要观察是不是大便次数增多或者是大便水分增多，从而判断是否腹泻。如果只是腹泻的话先观察孩子的反应，如果有食欲的话那就多摄入一些可以调整肠胃的食物，将肠内环境调整至正常。如果伴有发热和呕吐的话就要去医院就医。

苹果

含有丰富的膳食纤维——果胶。果胶可以保护腹泻时脆弱的肠壁。另外还可以帮助肠内的有益菌增殖，促进恢复。一边观察孩子的状态，一边喂他们一点苹果泥。

绿茶

涩味的儿茶素具有抗菌的作用，可以改善腹泻症状。单宁具有收敛的作用。对于不喜欢喝绿茶的孩子，可以加入砂糖等增加甜味的东西，更容易食用。

最好避开的食物

腹泻的时候注意不要让孩子吃增加肠胃负担，或是刺激肠胃的食物：

· 柑橘类（橙汁等），

· 过甜的东西，

· 过凉的东西，

· 矿泉水。

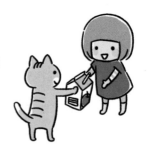

补给水分的话，最好是热水、苹果汁、麦茶或粗茶等。（根据年龄调整浓度）

增加肠道内的有益菌
煮苹果泥

材料　苹果（苹果泥）：2 大勺，水：30 毫升。

做法　把所有材料倒入锅中，煮软。

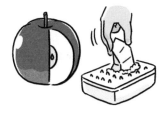

调整肠胃作用促进恢复
苹果面包粥

材料　苹果（粗切块）：2 大勺，面包（三明治用）：1/4 片，水：100 毫升。

做法　1. 把苹果、撕碎的面包和水一起放入锅中，煮软。

2. 把步骤 1 的食材倒入碗中，捣碎。

儿茶素和单宁可以缓解腹泻
绿茶果冻

材料　绿茶（茶叶）：1 大勺，水：250 毫升，食用明胶：5 克。

做法　1. 把茶叶放入水中。先把水加热再加入茶叶也可以。

2. 往步骤 1 中加入少量水（用量外的水）加入冲开的食用明胶，充分搅拌融合。

3. 把步骤 2 倒入容器中放入冰箱冻凝固。

* 腹泻的时候吃凉的食物会刺激肚子，所以吃的时候还是推荐常温。

浇上糖汁或者蜂蜜食用口感更佳！

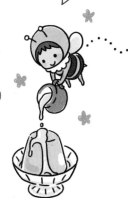

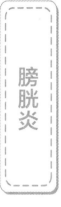

膀胱炎

利尿，排出细菌

细菌通过尿道进入膀胱引起的炎症就称之为膀胱炎。尿道较短的女孩更容易出现。症状有：感觉尿不净、尿频、排尿时疼、小腹有不舒服的感觉等。因为小孩子无法准确描述，所以大人更加需要注意。为了通过排尿把细菌排出体外，积极地摄取具有利尿作用的食物。

南瓜

在抵抗力低下的时候容易得膀胱炎。南瓜含有可以提高免疫力的维生素 C 和维生素 A，同时还含有丰富的可以调整体内水分，具有利尿效果的钾。

西瓜

含有丰富钾的西瓜，有很好的利尿效果，对缓解泌尿系统炎症很有效。可以促进排尿，充分发挥肾脏和肝脏排出体内废物的功能。

蔓越莓

蔓越莓中含有可以抑制引起膀胱炎细菌增殖的成分。如果很难买到新鲜的蔓越莓，可以买果汁、果酱或者果干。

膀胱炎的症状

要日常观察孩子排尿时的情况，如果出现以下的症状的话就要考虑是不是得了膀胱炎：

- 抗拒排尿，
- 去厕所的次数增多，
- 尿床和尿裤子频繁。

促进排尿
海鲜汤煮南瓜

材料　南瓜: 4 厘米, 海鲜汤（海带鲣鱼汤）: 4 小勺。

做法　1. 把南瓜去皮切成 1 厘米大小，放入锅中，加水直至刚刚淹没，开火煮软。

2. 把南瓜取出控水，放入碗中捣碎，然后再浇上海鲜汤。

南瓜带有甜味易食。

提高免疫力
南瓜粥

材料　南瓜（薄切）: 20 克，温饭: 1 或 1/2 大勺。海鲜汤（海带鲣鱼汤）: 100 毫升。

做法　1. 把所有材料放入锅中，煮软。

2. 把南瓜捞出来，捣烂之后再放回锅中加热。

钾可以促进排尿，改善膀胱炎
西瓜果冻

材料　西瓜汁: 150 毫升, 寒天粉: 1 克, 水: 50 毫升。

做法　1. 往锅里倒入水，加入寒天粉溶解，用火加热至沸腾。

2. 向步骤1中加入果汁，搅拌均匀。倒入容器中再放入冰箱定型。

* 西瓜汁可以通过挤压西瓜得到，也可以用榨汁机来做。

* 如果西瓜不够甜的话，可以根据喜好加入砂糖。

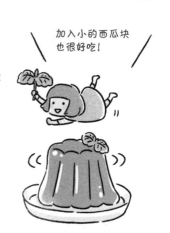

加入小的西瓜块也很好吃！

大小便异常

大小便是了解孩子身体状态的晴雨表。在换尿布和上厕所的时候，要注意是不是和平时相异的情况。如果有异常要尽快就诊。

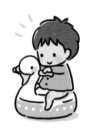

检查小便的要点

小便的量

因为天热出汗，会造成小便量减少，天气情况和水分摄入量都会造成小便量的改变。根据当天的情况来检查小便量是否有异常。

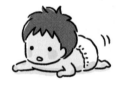

小便的颜色

正常的颜色应该是透明的淡黄色。短时间出现颜色变深、略浑浊都没有什么问题，但是如果出现尿血，浑浊，咖啡色的尿时就需要注意了。

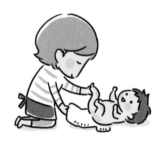

小便的次数

如右表所示，要观察有没有极端的次数变化。如果出现排尿痛的话就要重点检查。

年龄	次数（1日）
不满1岁	15~20 次
1岁—2岁	15 次左右
3岁—4岁	7~10 次
5岁以上	7 次左右

检查大便的注意点

大便的颜色

正常的颜色应该在黄色到绿色以及茶色的范围内。大便颜色会受到食物的影响，所以如果出现异常的话，先回想一下前一天吃了什么。如果和食物无关但是变红、变黑、变白的话就需要注意了。

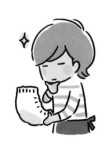

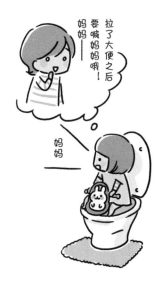

大便的味道

大便的味道也是是否得病的指向标。如果肠道内细菌的平衡被破坏，就会出现腐败的臭味或者是恶臭。这时候就需要注意。

即使孩子可以自己上厕所了，也要继续进行检查。

大便的次数

腹泻和便秘很快就痊愈的话那就没什么问题。如果持续多日，次数变多，并且还伴有呕吐的情况就需要注意了。

大便的形状

软硬形状和平时没有太大变化的话那就没问题。如果多次出现腹泻，颜色和形状出现异常的情况就需要注意了。

腹痛

注意症状，吃容易消化的食物

造成腹痛的原因有很多种。便秘、腹泻、消化不良或是因为感冒，另外紧张或者压力等也会引起腹痛。婴儿期的儿童自己没办法用语言好好表达出来，所以父母要多加留意（参考下面）。因为也有急性肠胃炎或者是食物中毒的可能性，所以一定不要漏看症状。在肚子不疼之后，吃些容易吸收的食物。

芜菁

淀粉酶可以促进消化吸收，对吃太多造成的消化不良引起的腹痛很有效。在腹痛状况不是很严重的时候，暖孩子的肚子，症状好转之后，可以喂一些有养生作用的芜菁粥。

苹果

苹果没什么刺激性，所以在肚子疼需要补充营养和水分的时候是非常适合的食物。苹果中的果胶也对腹泻和便秘很有效，更能缓解腹痛。苹果泥只要好好调整用量，婴儿期的宝宝也可以食用。

腹痛的表现

婴儿期的幼童没有办法很好的用语言来表达腹痛。但是在腹痛的时候，会发出各种信号。要好好观察，注意异常状况。

● **婴儿的表现**
·一碰肚子就哭，
·不喝奶一直哭，

·身体蜷在一起哭，
·脚朝着肚子的方向弯曲哭，
·脸色不好，面部发青。

● **幼儿的表现**
·一按肚子就哭，

·弯腰按着肚子哭，
·心情不好，脸色也不好。

淀粉酶对消化不良有效

芜菁粥

材料　芜菁（碾泥）：2 大勺，米饭：半碗，水：适量。

做法　1. 把饭倒入锅中，加入刚刚能浸没的水，煮软。

2. 在步骤 1 中加入芜菁，煮熟。

*5—6 个月的婴儿的话，先在碗里全部碾烂之后再喂。

* 根据孩子的年龄和身体状况，可以加入提味的酱油。

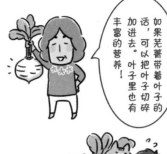

如果芜菁带着叶子的话，可以把叶子切碎加进去。叶子里也有丰富的营养！

对脆弱的肚子温和有效

苹果泥果冻

材料　苹果（泥）：1 份，寒天粉：2 克，水：适量。

做法　1. 留 1/3 的苹果，把另外 2/3 用纱布包住挤压榨汁。在挤出的果汁中加入水，果汁和水总共 250 毫升。

2. 把步骤 1 的食材倒入锅中，加入寒天粉溶解，用火加热至沸腾。

3. 在步骤 2 中加入剩下的苹果泥混合，倒入容器中放入冰箱凝固。

* 腹痛的时候吃凉的不好，所以吃的时候推荐常温。

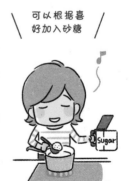

可以根据喜好加入砂糖

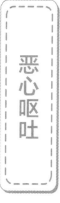

恶心呕吐

观察呕吐后的样子，判断症状后采取措施

引起小孩恶心呕吐的原因有感冒以及消化器官疾病等。同时还有可能出现边咳嗽边呕吐，或是边大哭边呕吐。呕吐后还反胃的话要安静地观察症状，守着孩子。如果还伴有发热和腹泻等症状的话，那有可能是生病了，需要及时去医院。维生素 B_1 可以促进消化液的分泌，也能增加呕吐后的食欲。

粗茶

在茶中，咖啡因含量少，刺激感低的粗茶，孕妇和婴儿也可以饮用。具有抗菌作用，作为呕吐后的水分补给是最合适的。让孩子慢慢地喝热茶。

红豆

红豆中含有的维生素 B_1 对缓解疲劳很有效，所以对呕吐后恢复体力也有帮助。在病症减轻之后，可以在养生食物中加入能增进食欲的红豆，一点一点喂就好。

姜

对止吐有效的，是姜中所含有的姜辣素和姜油。特别是干姜还具有很强的杀菌力，可以减轻症状。还有预防食物中毒的功效，还可以促进肠胃的消化和吸收。

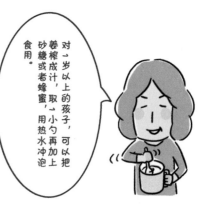

对一岁以上的孩子，可以把姜榨成汁，取一小勺，再加上砂糖或老蜂蜜，用热水冲泡食用。

恶心呕吐后的水分补给

粗茶

材料　粗茶（茶叶）：1 小勺，热水：120 毫升，温水：120 毫升以上。

做法　1. 在小茶壶中加入茶叶，注入热水。

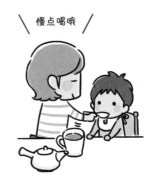

慢点喝哦

2. 在步骤 1 的粗茶中加入温水，以 2 倍的比例稀释（根据孩子的年龄和身体状态进行调整）。

3. 在冷却到和人的皮肤温度差不多后，再用勺子边观察情况边喂（用杯子喝也可以）。

维生素 B₁ 可以增进食欲

红豆米粥

材料　红豆（干燥）：1 大勺，白米：60 克，水：400 毫升，盐：少许。

做法　1. 红豆用水泡一晚，使其膨胀。

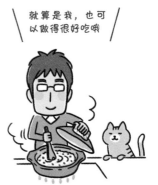

就算是我，也可以做得很好吃哦

2. 向锅里放入红豆和洗过的米，再加入水和盐用大火加热，沸腾后转为小火，煮软。

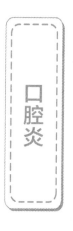

口腔炎

避开刺激性食物，保护口内黏膜

口腔炎是指口内黏膜发炎。在因为维生素不足而造成抵抗力低下的时候最容易患病。患上口腔炎之后吃东西会不方便，平时要观察孩子口腔内部有没有发炎。避免吃刺激性的食物，多补充增强黏膜功能和提高抵抗力的维生素有助于早日恢复。

肝脏

维生素 B_2 和维生素 B_6 与细胞再生有关，是保护黏膜的营养素。这些营养素不足是造成口腔炎的原因。这两者在肝脏中的含量都很高，对口腔炎的预防和治疗都有很好的效果。

牛奶

想要有健康的黏膜，就需要优质的蛋白质和维生素 B_2 及维生素 B_6，这样，炎症也会慢慢减轻。并且含有丰富钙的牛奶，是孩子成长中不可或缺的。从预防的角度来讲日常也可以多喝些。

长蒴黄麻

在体内可以转化为维生素 A 的胡萝卜素可以维持口腔黏膜的健康，加快炎症的痊愈。并且还能增强抵抗力，增强黏膜的抗菌能力。长蒴黄麻中黏稠的黏液也具有保护黏膜的效果。

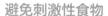

避免刺激性食物

刺激性食物会使口腔炎恶化。在有炎症的时候要尽量避开：

· 热的东西（冷却到人体温度）。
· 硬的东西（加热到柔软）。
· 口味过重（稀释味道）。

B 族维生素可以缓解炎症

牛奶黄豆粉小馒头

材料　牛奶: 50 毫升, 淀粉: 100 克,
黄豆粉: 25 克, 砂糖: 2 大勺,
水: 2 小勺。

做法　1. 把淀粉和砂糖、牛奶、水一起
放入盆中, 搅拌好。

2. 把黄豆粉加入步骤 1 中, 混
合后, 用手滚成小圆球。

3. 用 170℃的温度烘烤, 15~20
分钟。

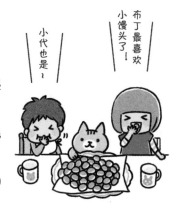

布丁最喜欢小馒头了↗

小代也是～

维护口腔黏膜的健康

日式长蒴黄麻汤

材料　长蒴黄麻: 1/4 束 (约 25 克),
日式面酱 (由海鲜汤加酱油和砂
糖做出的调味料): 1 大勺, 颗
粒汤料: 1 小勺, 水: 200 毫升。

做法　1. 把长蒴黄麻细细切碎。

2. 把水和面酱, 海带汤料放入
锅中, 开火加热。沸腾后加入步
骤 1。

3. 边去沫边煮沸。

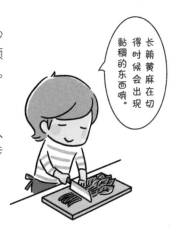

长蒴黄麻在切得时候会出现黏稠的东西哦。

健康的牙齿和牙龈，需要每天护理和摄取营养

乳牙的虫牙并不是等换完牙之后就会没事。乳牙的虫牙可能会永远影响以后长出的牙齿，这一点要十分注意。另外，预防在孩子中越来越多的牙龈炎和牙周炎也需要从乳牙的时候开始护理。每天刷牙当然不用说了，也不能忘记要摄取对牙和牙龈有好处的矿物质和维生素。

油菜

含有丰富的维护健康牙齿所需要的钙。另外还含有生成骨胶原所需要的维生素 C，对保护健康的牙齿有效。大多时候煮着吃，煮好后冷冻存放一些当辅食吃也可以。

小沙丁鱼

含有丰富的钙，从婴儿期就可以食用的小沙丁鱼，是孩子牙齿形成时期最适合的食材。含有促进钙吸收的维生素 D。婴儿的话，用热水冲一下去掉盐之后再食用。

奶酪

奶酪含有丰富的牙齿成长所需的钙和蛋白质。在开始长牙的时候，最不能缺少的营养物质就是钙和蛋白质。婴儿可以吃农家干酪或是奶酪粉，7~8 个月后就可以看情况在辅食中加入奶酪了。

吃饭要细嚼慢咽

吃饭的时候多咀嚼的话，会分泌很多唾液出来。唾液可以去除口腔内的细菌，对黏膜也有保护作用，防止被细菌感染。为了防止虫牙和牙龈炎，也要记得多咀嚼，还可以提高消化和吸收力。

为了健康的牙齿和牙龈

油菜汤

材料 油菜（切碎）：1 大勺，海鲜汤：60 毫升。

做法 1.把所有材料放入锅中，煮软。

2. 把步骤 1 的食材倒入碗中，捣碎。

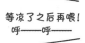

等凉了之后再喂！
呼——呼

为了形成坚固的牙齿

白菜配小沙丁鱼

材料 小沙丁鱼：1 小勺，白菜（切碎）：2 大勺，海鲜汤：100 毫升。

做法 1. 把小沙丁鱼过热水，去盐。

2. 把白菜和海鲜汤倒入锅中，煮软。

3. 把小沙丁鱼放在步骤 2 里，搅拌。

钙有助于牙齿健康

香脆奶酪仙贝

材料 奶酪片：1 枚。

做法 1. 把奶酪切成容易食用的大小。

2. 把奶酪摆在烹饪板上，用微波炉加热到变脆为止。

*500 瓦的微波炉加热时间在 2~3 分钟。

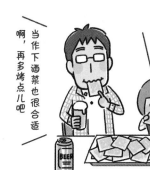

啊，再多烤点儿吧
当作下酒菜也很合适
脆脆的好
好吃啊

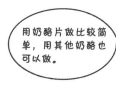

用奶酪片做比较简单，用其他奶酪也可以做。

采购食材的方法

父母都想让孩子吃得安全和放心。在日常购物时，要尽量选择没有添加剂和保存剂的新鲜食材，多看原料表，确认原料是很重要的。

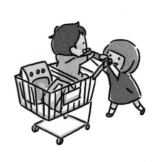

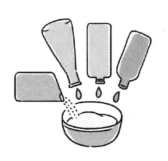

食品添加剂是什么？

指食物保存和加工时添加的食用的色素和保存剂等。尽量给小孩子吃添加剂少的，天然的食物。

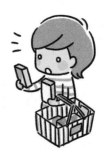

选择加工食品时的注意点

原料名是从按使用量由多到少的顺序记录的。购买食物的时候，尽量选择没有添加剂或是添加剂少的食物。

食品名：紫菜鱼粉。
原材料名：芝麻、小麦粉、鸡蛋粉、乳糖、砂糖、食盐、大豆制品、碎海苔、调味料（氨基酸等）色素（类胡萝卜素）、防氧化剂、甜味料（甜菊）、其他。

食品名：紫菜鱼粉。
原材料名：梅肉、芝麻、鸡蛋颗粒、鲣鱼片、碎海苔。

✗ 不好　食品添加剂太多，需要避开的食品。

◯ 好　只含有必要的材料，是理想的食品。

购买食品的商店

平时购买食材的商店，最好选择
货物更新快的商店。特别是购买
生鲜食品一定要选新鲜的店。

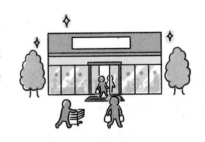

选择蔬菜的时候

选择应季蔬菜。另外，大小和形
状整齐得特别不自然，或者是颜
色过于鲜艳的，有可能使用了过
多的农药，需要注意。

选择鱼的时候

眼睛明亮的是新鲜的，浑浊的是
不太新鲜的。切好的鱼刀口处颜
色明亮的，皮和肉之间有光泽的
是新鲜的。

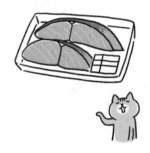

选择肉的时候

食品销售点用的都是看起来很亮
的照明，所以要拿在自然光下确
认颜色和鲜度。避免买颜色不好，
或者鲜艳得不自然的肉。

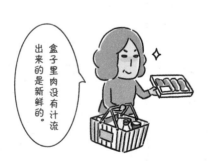

盒子里肉没有计流
出来的是新鲜的。

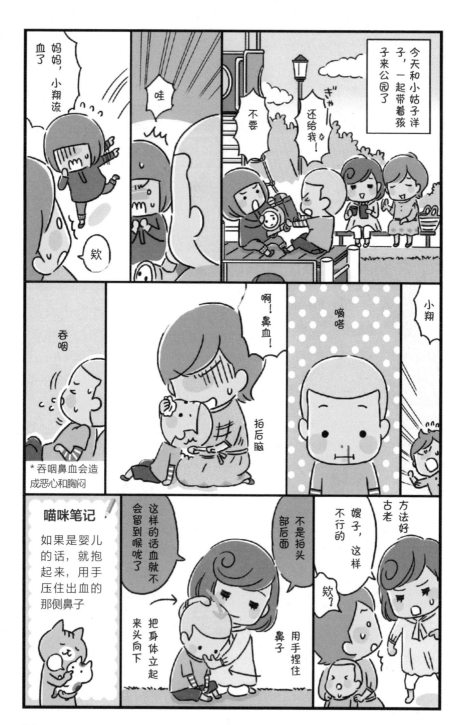

54

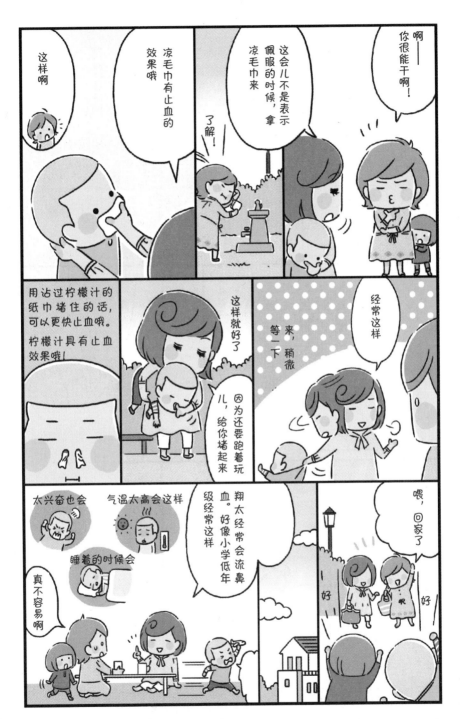

55

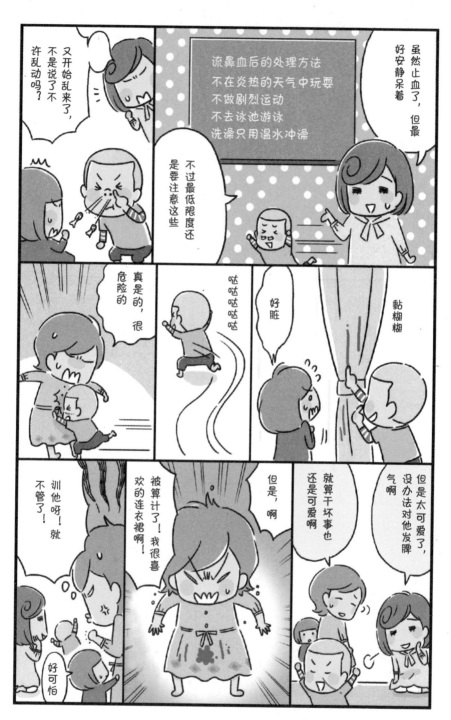

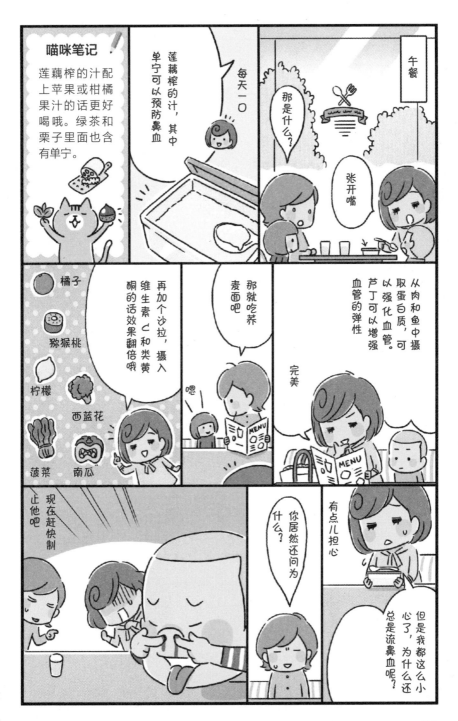

57

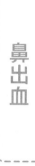

鼻出血

消炎，强化黏膜和血管

鼻出血是由乱揉鼻子、打鼻子、用力挤鼻子，还有上火和兴奋等各种原因引起的。孩子的鼻黏膜比大人的脆弱，更容易出血。平时就要摄取有止血作用的单宁，以及可以增强黏膜的类黄酮还有维生素 C 来预防。

莲藕

莲藕中含有的单宁具有消除黏膜炎症的功效，榨汁或者做菜都可以预防鼻血。出血之后，用脱脂棉蘸上莲藕汁塞在鼻孔里止血也是很有效的。

柑橘

柑橘以及柠檬等水果都含有类黄酮，可以增强毛细血管弹性，预防鼻出血。如果类黄酮不足的话，就容易出鼻血。

西蓝花

含有丰富的维生素 C 和可以在体内转化成维生素 A 的胡萝卜素，可以保护和强化黏膜，对治疗鼻出血有效果。维生素和矿物质的含量均衡，经常食用可以增强免疫力和抵抗力。

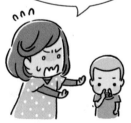

鼻血暂时止住之后，如果躁躏鼻子或者是闹着玩儿把塞的东西拿出来的话，还会再次出血，所以不要乱动鼻子！

利用类黄酮预防鼻出血
柑橘果汁

材料　柑橘: 2 瓣, 热水: 2 大勺。

做法　1. 把柑橘去皮, 用纱布
包住, 挤出果汁。

2. 用热水把果汁稀释。

＊把柑橘的果汁用热水稀释
2~3 倍, 边观察孩子的反应
边喂。

利用柑橘增强毛细血管
柑橘酸奶

材料　柑橘: 3 瓣, 酸奶: 2
大勺。

做法　1. 把柑橘的皮去掉, 果
肉捣碎。

2. 把柑橘加入酸奶中,
搅匀。

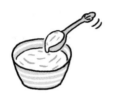

利用单宁抑制黏膜炎症
莲藕蛋黄酱沙拉

材料　莲藕: 50 克, 洋葱: 1/8 个, 醋: 少量,
蛋黄酱: 2 小勺, 酱油: 1/2 小勺。

做法　1. 把莲藕去皮, 切薄片。洋葱也切
薄片, 然后过水。

2. 在锅中加入水和醋煮沸,
把莲藕煮到轻咬一下可以留
下牙印的程度。

3. 在控好水的洋葱和莲藕上
浇上蛋黄酱和酱油, 搅拌。

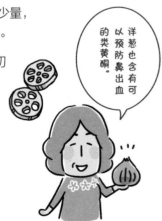

洋葱也含有可
以预防鼻出血
的类黄酮。

割伤和擦伤

先清洗伤口，促进皮肤再生

生龙活虎跑着玩儿的孩子，容易受些小伤。摔倒的割伤和擦伤，先清洗伤口之后再进行处理。之后再摄入有助于修复的营养元素，促进恢复。促进皮肤和黏膜细胞再生的锌和B族维生素，还有维生素E都很有效。

玉米

锌可以促进细胞再生和皮肤代谢，对恢复伤口很有帮助。虽然玉米是婴儿也可以食用的食材，但玉米粒外面的薄皮不利于消化，所以吃的时候一定要只吃里面的部分。

鳗鱼

含有丰富的维生素E，可以促进毛细血管的血液流通，加快新陈代谢，让伤口加快愈合。其他维生素还可以保持皮肤健康，对抗细菌。锌也有促进皮肤代谢的效果。

青豌豆

保护皮肤和黏膜健康的B族维生素，可以加快伤口的恢复。对于活泼好动的孩子而言，是极易消耗的营养元素，从日常饮食中摄入补充吧。

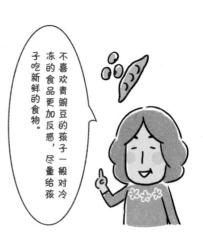

不喜欢青豌豆的孩子一般对冷冻的食品更加反感，尽量给孩子吃新鲜的食物。

锌可以促进皮肤代谢

玉米面包粥

材料　奶油玉米罐头（过滤过的）：2 小勺，面包（三明治用的）：1/4 片，水：60 毫升。

做法　1. 把撕碎的面包，奶油玉米和水都放入锅中，煮软。

2. 把步骤 1 的食材装到碗里，捣碎。

B 族维生素有助于皮肤健康

青豌豆浓汤

材料　青豌豆（用热水过滤过的）：1 大勺，洋葱（切碎）：1 大勺，海鲜汤：100 毫升。

做法　1. 把所有材料放入锅中开火加热。

2. 把步骤 1 的食材煮到黏稠，食材都变软。

加快新陈代谢，促进伤口愈合

松软鳗鱼蛋卷

材料　鳗鱼（烤过的竖切）：1/4 条，鸡蛋：2 个，海鲜汁：1 大勺，甜料酒：1 小勺，油：少量。

做法　1. 把鸡蛋打到盆里，再加入海鲜汤和甜料酒搅匀。

2. 把油倒入平底锅（摊鸡蛋用）加热，把步骤 1 的食材薄薄地摊在里面，把鳗鱼放在手边。

3. 把鳗鱼放在里面，把蛋卷起来，就像做鸡蛋卷一样。趁着还热的时候卷好，整理形状。

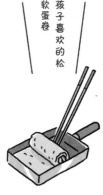

孩子喜欢的松软蛋卷

扭伤

做适当处理，摄取促进恢复的营养

在玩儿或者运动的时候，碰撞或摔倒后觉得非常疼的话，就有可能是扭伤。疼痛和肿胀持续时间较长就有韧带损伤或骨折的可能性，要立刻前往医院。蛋白质是促进骨骼恢复不可缺少的营养物。蛋白质不足的话体内的细胞的分解再生会无法正常进行，减缓恢复速度。

鸡肉

骨胶原是维护骨骼韧性和提供骨骼营养的一种蛋白质。摄入含有骨胶原的鸡肉，可以增强骨和关节的弹性。特别是在鸡翅等骨头的周围含量很多。

金枪鱼

金枪鱼中含有优质的蛋白质，含有促进孩子成长的氨基酸中的组氨酸。鱼越新鲜效果越好，生鱼片要尽量选新鲜的。要注意不能给婴儿吃生的。

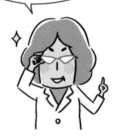

纳豆

纳豆中含有的植物性蛋白质，因为已经被纳豆菌分解了，所以比起大豆来更容易被孩子消化吸收。并且，作为近年来备受瞩目的食品可以轻易买到。

> 每天推荐摄入的蛋白质量是，5个月10克，6—8个月15克，9—11个月20克，1—2岁25克，3—5岁30克。

骨胶原强化骨骼和关节

甜辣炸鸡翅

材料　鸡翅: 6 只, 淀粉: 适量, 油: 适量, 盐和胡椒: 少许。

A　酱油: 2 大勺, 甜料酒: 2 大勺, 砂糖: 2 大勺, 酒: 2 大勺。

做法　1. 把鸡翅上撒上淀粉。把 A 倒入锅中, 煮沸做酱汁。

2. 在 180℃ 的油温中把鸡翅炸至金黄色, 浇上酱汁, 撒上盐和胡椒。

* 给年龄较小的孩子吃的时候, 要注意鸡翅里的骨头。

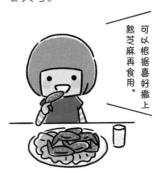

可以根据喜好撒上熟芝麻再食用。

优质蛋白质可以促进骨骼和韧带恢复

日式蛋黄酱金枪鱼意大利面

材料　金枪鱼: 1/2 罐, 意大利面: 100 克, 金枪鱼罐头里的油: 少许。

A　蛋黄酱: 1 大勺, 日式面酱(浓缩): 1 大勺。

做法　1. 在充足的热水中加入盐(份量外), 把意大利面放入煮熟。

2. 把金枪鱼罐头的油倒入平底锅中用火加热, 把步骤 1 加入搅拌。

3. 在步骤 2 中加入金枪鱼, 稍微炒一下, 再把混好的 A 倒入搅拌。

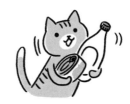

搭配食用
金枪鱼 + 蛋黄酱

蛋黄酱中含有的维生素 E 可以防止金枪鱼中的 EPA 流失。

外伤应急处理

虽然希望孩子可以生龙活虎地玩耍，但是过于活泼的话总会受些皮外伤。万一遇到这种情况的话，就要记住科学的应急处理方法。

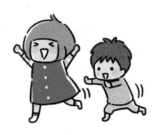

伤口基本处理方法

1. 用水清洗伤口，把沙子等脏东西洗掉。

2. 出血的话，要用干净的纱布止血。

3. 血止住之后，等伤口血液变干，再贴上创可贴。

> 为了保持伤口的清洁，先用创可贴包住，再时常更换。

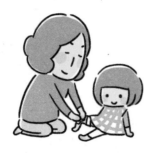

割伤

小割伤的话就按照"伤口基本处理法"来处理。伤口深止不住血的话，在基本处理之后尽快前往医院。

擦伤

伤口外面有沙子或是泥的情况下，为了早点治愈，要把伤口上的脏东西清理干净。

刺伤

被刺到的话，为了防止化脓，要用消过毒的镊子先把刺取出来。

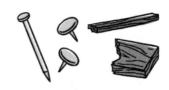

被生锈的或者是较旧、较脏的东西刺伤的话，会有破伤风的可能，要去医院。

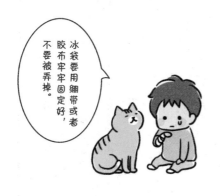

扭伤

用冰袋或冰来冰敷受伤部位，不要乱动。之后也要用凉纱布包着。疼肿非常严重的情况下要及时去医院。

把芦荟捣碎涂在纱布上，贴在受伤部位，可以变成非常有效的冷敷布。

跌落、摔倒

首先确认孩子是不是有意识和呼吸。如果没有意识，呼吸微弱的话，不要移动身体，打电话叫救护车。

身体被碰撞之后，先观察24小时之内的情况，1周之内都要留心看护。

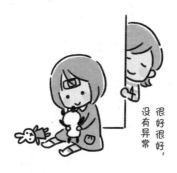

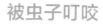

被虫子叮咬

先把受伤部位用水洗净，用镊子把虫子的针或者毛拔出。如果不拔的话有可能会化脓，冷敷止痒。

黄瓜汁涂在被虫叮咬的地方也很有效，可以止痒。

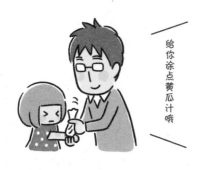

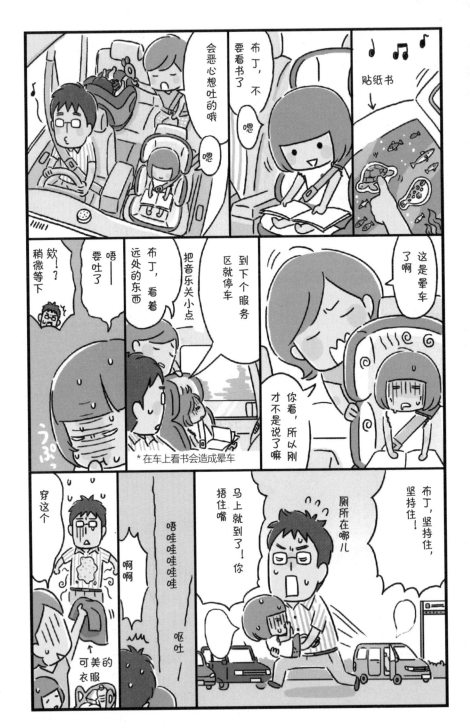

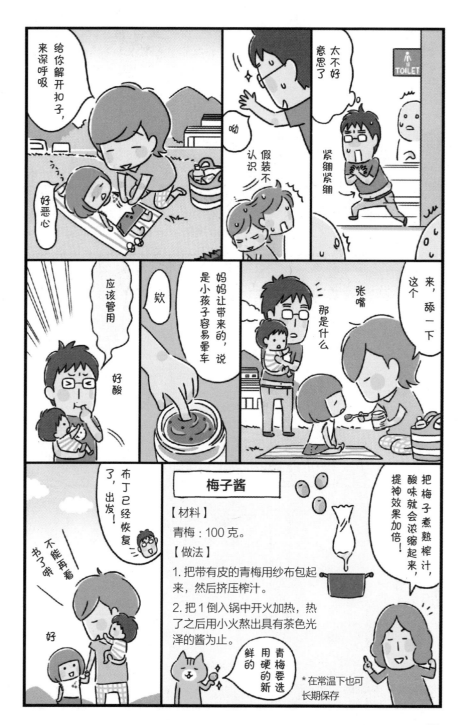

梅子酱

【材料】

青梅：100 克。

【做法】

1. 把带有皮的青梅用纱布包起来，然后挤压榨汁。

2. 把 1 倒入锅中开火加热，热了之后用小火熬出具有茶色光泽的酱为止。

*在常温下也可长期保存

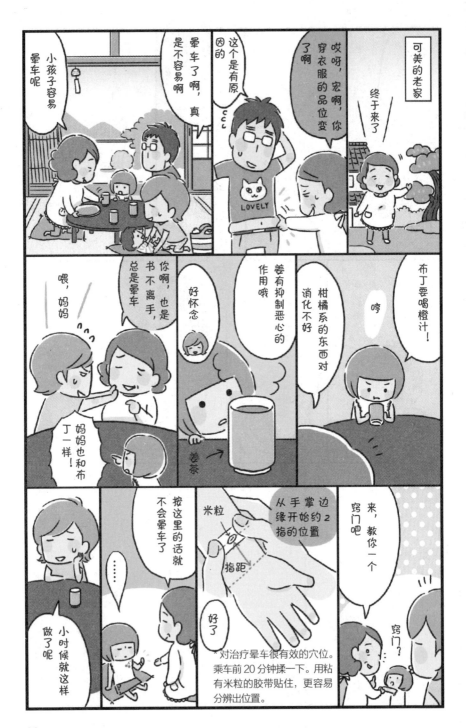

可美的老家

终于来了

哎呀，宏啊，你穿衣服的品位变了啊

这个是有原因的

晕车了啊，真是不容易啊

小孩子容易晕车呢

布丁要喝橙汁！

哼

柑橘系的东西对消化不好

姜有抑制恶心的作用哦

好怀念

姜茶

喂，妈妈

你啊，也是书不离手，总是晕车

妈妈也和布丁一样！

来，教你一个窍门吧

从手掌边缘开始约2指的位置

米粒

指距

好了

窍门？

按这里的话就不会晕车了

小时候就这样做了呢

......

对治疗晕车很有效的穴位。乘车前20分钟揉一下。用粘有米粒的胶带贴住，更容易分辨出位置。

68

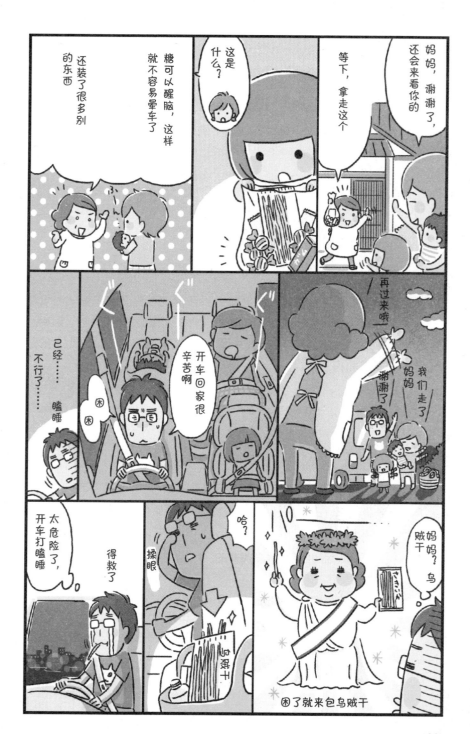

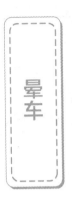

晕车

提高肠胃动力，防止晕车

晕车造成的恶心想吐，一般是因为交通工具摇晃给平衡器官过多的刺激而造成的，在小孩中很常见。作为预防，可以在乘车前服用梅子和姜，来促进肠胃动力。另外，在晕车后食用也有缓解的效果，可以随身携带。

梅子

梅子中含有丰富的柠檬酸和苦味酸，有助于肠胃和肝脏运行，可以预防恶心呕吐等症状。可以从梅子酱和梅子饮料中摄取。

姜

干燥的姜里面含有姜辣素和姜油，可以提高肠胃动力，缓解因为晕车而造成的恶心呕吐。把姜粉用热水冲泡饮用也有效。

防止晕车的做法

1. 保证睡眠
睡眠不足和疲劳是预防晕车的大敌。

2. 避免空腹，肚子吃到八分饱
空腹的话更容易晕车。

3. 避免食用脂肪含量多的食物
不能吃乳制品或是油炸食品。

4. 不要在车内看画书或是玩儿游戏
在车内看画书或是游戏画面，面朝后或者横着，向下看，都会容易晕车。

5. 避免穿紧身衣
穿领子和腰部比较宽的衣服。

青梅汁可以防止晕车

梅子饮料

材料　青梅：50 克，醋：40 毫升，砂糖：50 克。

做法　1.把青梅的枝叶都去掉，用水洗净，用毛巾擦干。

2.在用开水消过毒的保存瓶中，一层青梅一层砂糖的交叉放置。

3.把醋加入步骤 2 中，盖上盖子放在阴冷处保存。

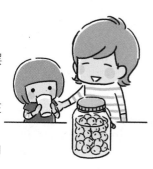

* 过 7~10 天，待砂糖开始溶化后就可以饮用了。在乘车前根据自己的喜好用水冲兑饮用。

口味清爽且有效防止晕车

姜片

材料　姜：50 克，黑砂糖：50 克。

做法　1.把姜洗干净，连皮一起切薄片。

2.把步骤 1 和黑糖一起放入锅中，开火加热。把从姜中出来的水分煮干。完全干燥之后就大功告成了。

可以当做零食吃哦

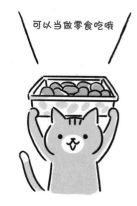

* 如果不容易干燥的话，就在烤箱或微波炉里稍微加热一下蒸发掉水分，注意不要烤糊。

也可以放在热牛奶中，或者用在料理中也很好吃哦

精力难恢复可能是因为营养不足，所以要补充能量

孩子们给人的印象都是不管多累，只要睡一觉就好了，但是最近多了很多容易疲劳并且精力不易恢复的孩子。造成这种情况的原因可能是营养不足。多摄取 B 族维生素和对恢复精力有效的维生素 C，让身体变得不容易疲劳且恢复迅速吧。

肝脏

含有丰富的 B 族维生素、维生素 A 和铁，在体内的吸收率也很高，是恢复精力最合适的食材之一。也有很多不喜欢吃的孩子，先把腥味去掉，在入味上多下工夫进行烹调吧。

红青椒

红青椒含有的维生素 C 可以减轻疲劳和压力。维生素 C 不足的话会产生疲劳感和无力感。维生素 C 不耐热，所以烹饪的重点是要迅速。

香菇

含有丰富的具有恢复精力效果的维生素和蛋白质。特别是干香菇比鲜香菇营养价值更高，是预防疲劳和恢复精力的上佳食品。煮过的汤汁还有营养和味道，不要丢掉，还可以使用。

好好泡个澡睡个好觉也可以很好地缓解疲劳。

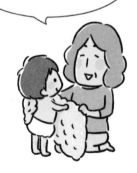

B 族维生素对恢复疲劳有效

肝脏糊

材料　鸡肝: 200 克, 洋葱: 1/2 个, 清汤粉末: 1 小勺, 水: 100 毫升, 盐少许, 橄榄油: 1 大勺, 牛奶: 适量。

做法　1. 把肝脏放在牛奶中浸泡 15 分钟去腥, 然后捞出来晾干。把洋葱切碎。

2. 在平底锅中加入橄榄油加热, 然后按照先洋葱后肝脏的顺序炒, 最后加入水和清汤粉末煮熟。

3. 待步骤 2 的食材冷却之后, 在变软之前搅拌, 或者是铺平加盐进行调味。

不喜欢肝脏的布丁也喜欢吃这个

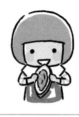

涂在面包、咸饼干或是青菜上食用。

维生素 C 可以缓解疲劳

红青椒和香菇的腌泡汁

材料　红青椒: 1 个, 干香菇: 2 个。

A　橄榄油: 1 大勺, 日式面酱: 2 大勺, 醋: 1 大勺。

做法　1. 把红青椒和在水中泡大的香菇切碎。

2. 在平底锅中放入油 (材料用量外) 把切好的香菇炒熟。

3. 把炒熟凉凉的香菇放入盆中加 A 搅拌。

放在冰箱里的话味道会渗入进去, 吃起来更好吃哦。

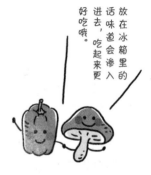

让眼睛休息，保持视网膜健康

长时间看电视，玩游戏和电脑，过度使用眼睛的话，小孩子也会出现眼疲劳的症状，眼睛干涩发痒，还有可能造成视力下降。保持眼睛健康，需要摄入有改善和预防眼疲劳效果的维生素和花青素。看电视和电脑的时候分时段休息也是很重要的。

葡萄干

葡萄干是一种含多酚类的食物，还含有青花素。可以促进视网膜的视觉细胞活动，对预防和改善视力低下和视力疲劳都有效果。不喜欢吃的话，可以切碎混在点心中吃。

西蓝花

含有可以增强眼黏膜和保护视网膜健康的维生素 A。西蓝花含有可以在体内转化成维生素 A 的胡萝卜素。另外还含有丰富的维生素 C。

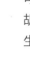

蚬贝

蚬贝中含有丰富的维生素 B_{12}，可以提高视觉神经的功能，具有防止视力下降的作用。可以修复疲劳的末梢神经，加快眼疲劳的缓解。推荐和海鲜汤一起做汤喝。

用不正确的姿势读书也会造成眼疲劳哦。眼睛要距离书 30 厘米左右！

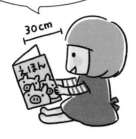

花青素可以预防和缓解眼疲劳

葡萄干蛋糕

材料　葡萄干: 1 大勺，软豆腐: 100 克，
混合蛋糕底料: 100 克。

做法　1. 把葡萄干切到合适的大小（根据
孩子的喜好来切，喜欢的话可以不
切，不喜欢的话可以切碎）。

2. 把切好的葡萄干和豆腐还有做蛋
糕用的料混合在一起，装入杯子中。

3. 在180℃的烤箱中烤10~15分钟。

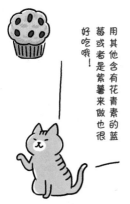

用其他含有花青素的蓝莓或者是紫薯来做也很好吃哦！

维生素 B$_{12}$ 对治疗眼疲劳有效

蚬贝浓汤

材料　蚬贝: 50 克，洋葱（切碎）:
1 大勺，黄油: 少许。

做法　1. 把蚬贝泡在水中让其将
沙子吐出来。

2. 把黄油涂在锅中，再把
蚬贝和洋葱一起放进去炒，
炒到蚬贝张口为止。

3. 把 A 加入步骤 2 中，再
加上盐和胡椒调味。

A　豆奶: 150 毫升，水:
150 毫升，清汤粉: 1 小
勺，盐和胡椒: 少许。

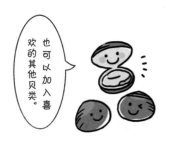

也可以加入喜欢的其他贝类。

摄取铁，可以预防贫血

贫血一般是因为红细胞中的血红蛋白不足，导致氧气无法被运输到身体各部分而造成的状态。在成长期的孩子如果出现合成血红蛋白所必需的铁不足的话，就会出现缺铁性贫血。为了不出现头晕目眩的情况，要从平时开始就注意多吃含有铁的食物。和维生素 C 一起吃的话铁的吸收率会更高。

肝脏

肝脏中含有的动物性铁是有机铁，身体对其的吸收率很高，可以更加有效地摄取铁。肝脏中还有合成红细胞所需的叶酸和维生素，是预防贫血的食物。

羊栖菜

羊栖菜含有丰富的铁，是营养价值非常高的食材。因为它是黑色的，所以有些孩子不喜欢吃，可以和其他食材混合在一起让孩子吃。比起新鲜的羊栖菜，干羊栖菜营养价值更高。

菠菜

含有丰富的对治疗贫血有效的铁元素。同时还含有促进合成红细胞的叶酸和促进铁吸收的维生素 C。适合小孩子食用，不论是炒还是凉拌，都可以作为日常食用的食材。

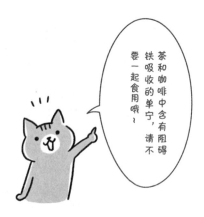

茶和咖啡中含有阻碍铁吸收的单宁，请不要一起食用哦~

补充铁消除贫血

菠菜豆奶汤

材料　菠菜: 1/2 束，豆奶: 200 毫升，清汤粉: 1 小勺，盐和胡椒: 少许。

做法　1. 把菠菜切成 3 厘米左右。

2. 把豆奶和清汤粉一起放入锅中，开火加热搅匀。沸腾之后再加入步骤 1。

3. 菠菜煮熟之后，再加入盐和胡椒调味。

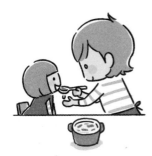

补充铁和维生素预防贫血

花样煮羊栖菜

材料　羊栖菜: 30 克，玉米罐头: 100 克，胡萝卜: 1/2 根，油: 少许。

A　粉末汤: 1 小勺，砂糖: 2 大勺，水: 400 毫升，酱油: 2 大勺。

做法　1. 把羊栖菜放入水中泡发，用漏勺捞出来把水滤掉。胡萝卜切细丝。

2. 把锅中的油加热，把步骤 1 和玉米一起放入锅中炒熟，再加入 A 煮熟即可。

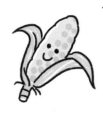

里面加入了小孩子很喜欢的玉米，是受欢迎菜品哦！

促进血液循环的话，体温就会升高了

孩子的平均体温不到 36℃ 的话就是体温低。可能的原因是：生活不规律、偏食、运动不足等。体温低的话，会造成代谢不好，从而更容易感冒得病。想要改善体温，平衡的饮食和规律的生活是很重要的。要是再摄入可以促进血液循环的食物就更有效了。

柑橘

在中药中被称为陈皮的柑橘的皮，具有很高的药用价值。表皮中含有的精油，具有扩张毛细血管，促进血液循环的效果。把皮洗干净之后放在浴缸中泡澡，就是孩子也很喜欢的柑橘浴了。

胡萝卜

胡萝卜具有促进血液循环，升高体温的效果。婴儿也可以食用，是婴儿期预防体温低下的上好食材。经常吃可以改善症状。

姜

可以促进新陈代谢，促进出汗，有效提高体温。因为自身具有独特的辣味，所以在给孩子吃的时候，要用食材的味道掩盖，或者加入甜味掩盖本来的味道。

鲣鱼

也有人说体寒是因为缺铁。如果铁不足的话，那么氧气就无法被运送到身体的各个角落。鲣鱼含有很多铁，可以调节体温，改善体寒。

让身体暖暖的
煮胡萝卜泥

材料　胡萝卜（泥）：1大勺，
海鲜汁：80毫升。

做法　把所有材料放入锅中，
开火煮烂为止。

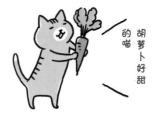

胡萝卜好甜的喵

暖身驱寒
牛奶胡萝卜

材料　胡萝卜（切碎）：2大勺，
婴儿奶粉：1大勺，水：
2大勺。

做法　1.把水和胡萝卜放入锅
中，开火加热。

2.煮熟之后，把奶粉加
入搅匀。

摄取足量的铁有助于血液循环，改善体寒
鲣鱼豆腐汉堡肉

材料　鲣鱼（剁碎）：200克，豆腐：50克，
姜（泥）：1大勺，盐、胡椒：少许，
油：少许。

做法　1.把鲣鱼、去掉水切好的豆腐、姜、
盐和胡椒一起放入盆中，混合均匀。

2.把步骤1做成容易食用的大小和
形状，放入平底锅中两面煎熟。

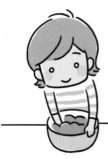

可以加入自己喜欢的番茄
酱或老橙醋等，调整口味
食用哦！

配合食用
鲣鱼＋姜　在具有补充铁消除体寒作用的鲣鱼中，加入具有暖身
功效的姜，效果加倍哦。

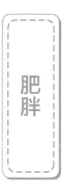

肥胖

改善饮食，积极运动

肥胖的原因有饮食不规律、暴饮暴食、运动不足等。但是，孩子成长所需的营养是从食物中来的，所以不能吃不饱。改善饮食生活，增加一些促进糖类和脂肪燃烧的 B 族维生素（特别是维生素 B_2 和维生素 B_6），然后通过运动消耗热量。

大豆食品

大豆中含有能抑制脂肪蓄积的皂角苷成分。而豆奶含有丰富的蛋白质，热量比牛奶要少，推荐容易长胖的孩子饮用。

鲽鱼

鲽鱼含有促进脂肪燃烧的维生素 B_2，能抑制肥胖，而且富含成长所需的蛋白质，低脂肪、低热量，且容易被消化吸收，推荐容易长胖的孩子食用。

肥胖度检查表

3 个月—5 岁的孩子使用"考普氏指数"，小学生使用"Rohrer 指数"。

● 考普氏指数 = $\dfrac{\text{体重（g）}}{\text{身高（cm）}^2} \times 10$

	偏瘦	标准	偏胖
3 个月~1 岁	不到 15	15~19	20 以上
1 岁~5 岁	不到 14	15~17	18 以上

● Rohrer 指数 = $\dfrac{\text{体重（kg）}}{\text{身高（cm）}^3} \times 10^7$

偏瘦	标准	偏胖	超重
117 以下	118~148	149~159	160 以上

低脂肪、低热量

豆腐煮芜菁

材料　豆腐：3 厘米边长的方块，芜菁（磨碎）：1 大勺，高汤：50 毫升。

做法　1. 将所有材料都放进锅里，煮至柔软。

2. 将步骤 1 的食材放进研钵，磨碎。

促进脂肪燃烧的维生素 B$_2$

番茄煮鲽鱼

材料　鲽鱼：10 克，洋葱（切成细丝）：2 小勺，番茄汁（不含盐分）：2 大勺，水：50 毫升。

做法　1. 将鲽鱼去掉鱼骨和鱼皮，切成细条。

2. 将食材放进锅里，煮至软烂。

促进脂肪燃烧的 B 族维生素

大豆番茄

材料　大豆（水煮）：100 克，猪肉：50 克，洋葱：1 个，番茄罐头：1 罐，橄榄油：2 大勺，粉末状汤料：2 小勺。

做法　1. 猪肉切成容易入口的大小，洋葱切成薄片。

2. 在锅里倒入橄榄油，加热，翻炒猪肉直至变色，再加入洋葱和大豆翻炒。

3. 加入番茄罐头和粉末状汤料烹煮。

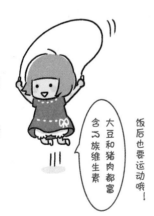

大豆和猪肉都富含 B 族维生素

饭后也要运动哦！

加强肠胃功能，提高消化吸收能力

消瘦、食欲不振的孩子难以从食物中良好地吸收营养，无法获得充足的营养，那么就会体力衰退，容易引发疾病。需要摄取发育时不可或缺的钙和蛋白质，提高消化吸收能力。食欲不振的孩子吃饭时，要给孩子打造轻松愉快的就餐氛围。

酸奶

乳酸菌可以分解蛋白质，提高消化吸收能力。另外，乳酸菌还有助于改善肠胃蠕动，预防疾病。酸奶和水果一同食用，容易让孩子有胃口。

鸡蛋

鸡蛋中含有促进发育的氨基酸，是富含蛋白质的食品。维生素有很多，加热之后更容易食用，孩子也能更好地摄取营养。可以改善孩子虚弱的体质。

长蒴黄麻

富含钙，有助于肠胃蠕动。长蒴黄麻有一种黏滑的黏蛋白成分，可以保护黏膜。这是富含孩子成长所需的矿物质和维生素的营养价值很高的食材。

长蒴黄麻是富含铁、锌、钾、维生素的营养价值很高的食材。

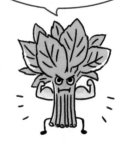

保护胃黏膜

煮长蒴黄麻

材料　长蒴黄麻（叶子）：30克，高汤：1小勺。

做法　1. 将长蒴黄麻放在锅里煮到软烂。

2. 将食材放在研钵里去掉水分，再和高汤混合，用搅拌机搅碎。

促进肠胃蠕动

苹果酸奶

材料　酸奶：2大勺，苹果：50克。

做法　1. 将切成薄片的苹果放入水里，煮到软烂。

2. 取出苹果，将其放到研钵里磨成苹果泥，与酸奶混合。

富含发育期所需的营养

热奶昔

材料　鸡蛋：1个，牛奶：500毫升，砂糖：1大勺，香草精：少许。

做法　1. 将鸡蛋打碎，放进碗里，加入砂糖，用起泡器混合。

2. 将步骤1的食材和牛奶放进锅里，然后混合，加入香草精之后开火，直到煮至沸腾。

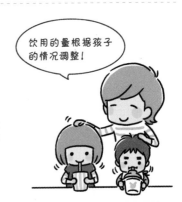

饮用的量根据孩子的情况调整！

配合食用
鸡蛋 + 牛奶

牛奶是孩子成长过程中不可或缺的营养食品，与鸡蛋一起吃，更是满满的营养。

让孩子爱上米饭

孩子不怎么吃米饭的情况下，可以在装盘和菜单上下功夫。用能促进孩子食欲的颜色装饰白米饭，让孩子对米饭感兴趣，增加孩子的食欲。

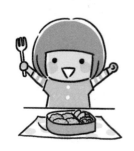

不要一次盛很多米饭，做成容易入口的饭团。

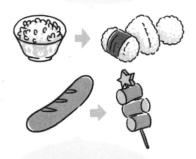

容易入口的大小

将菜肴和米饭做成孩子容易入口的大小，可以促进孩子的食欲。让孩子对各种食物都不挑剔，最后吃很多。

大一点的食材切小一些，孩子看着就想吃。

菜肴的颜色诱人

红、黄、橙等暖色系的颜色可以增加食欲，绿色、蓝色等冷色系的颜色会降低食欲，将冷色系的食材切小一些，与暖色系的食材搭配。

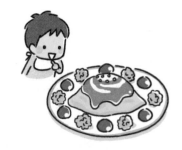

外观好看

用食材装饰菜肴，用芝麻和海苔等将米饭做成动物或人的形状，孩子看到精美诱人的外观就会忍不住伸手去拿。

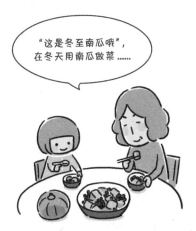

"这是冬至南瓜哦"，在冬天用南瓜做菜……

根据季节设计菜单

用应季的食材制作料理，给孩子吃的时候可以讲关于季节或节日的故事，让孩子产生兴趣，这样不仅能促进孩子的食欲还有助于孩子大脑发育。

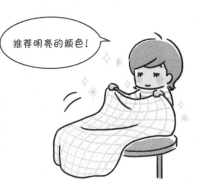

推荐明亮的颜色！

明亮的餐桌布

餐桌的氛围也很重要。选择明亮颜色的餐桌布和餐具，可以让家人就餐时心情愉快。家人聚集在一起就餐的时间，至少要一天一次。

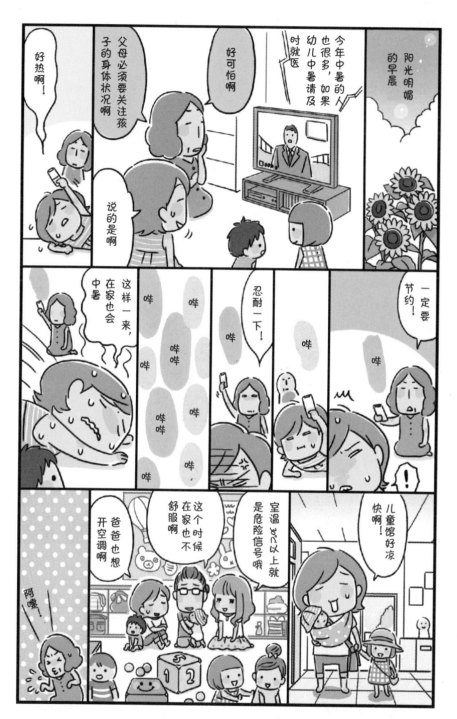

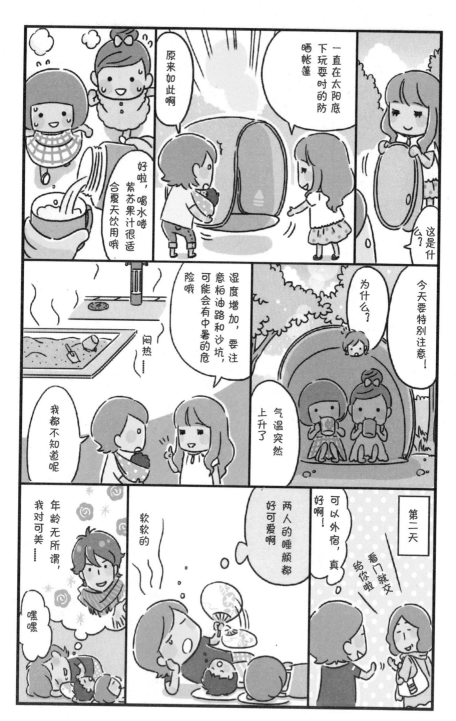

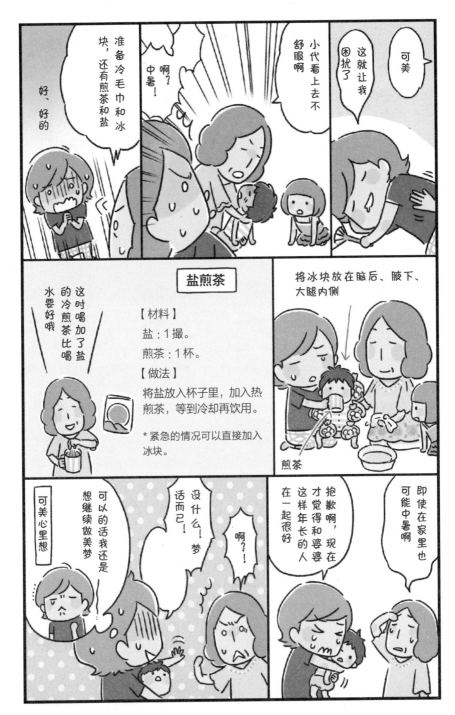

盐煎茶

【材料】
盐：1撮。
煎茶：1杯。

【做法】
将盐放入杯子里，加入热煎茶，等到冷却再饮用。

* 紧急的情况可以直接加入冰块。

将冰块放在脑后、腋下、大腿内侧

煎茶

中暑、苦夏

柠檬酸能抑制体内的乳酸分泌

炎热的夏天，孩子会流很多汗，体力消耗过多。如果能量供给不足，就会疲惫、食欲不振。而且会增加中暑的概率。特别是体温调节机能还没有发育完全的孩子，更容易中暑。为了预防中暑，必须补充营养，对抗炎热的夏天。

猕猴桃

猕猴桃中的柠檬酸可以抑制令人疲劳的乳酸分泌。另外，维生素 C 可以增加免疫力，对虚弱的身体有所助益。猕猴桃含有促进消化的成分，是适合夏天食用的水果。

牛油果

牛油果是营养价值很高的食物，富含矿物质，尤其钾含量丰富。钾可以预防脱水。孩子成长所需的氨基酸也可以从牛油果中摄取。

豌豆

豌豆富含营养，具有预防苦夏的效果。维生素 B_1 参与体内能量代谢，为身体提供能量，缓解疲劳感。婴儿九个月的时候，可以将豌豆磨碎喂给孩子。

番茄

番茄富含柠檬酸、维生素、钾、胡萝卜素等，是有效预防中暑的食材。不仅能抑制疲劳物质的产生，还有助于消除疲劳。迷你番茄具有同样的效果。

预防苦夏
番茄泥

材料　番茄: 1/4 个（40 克），
　　　淀粉: 少许。

做法　1. 将番茄去皮，放在研
　　　钵里捣碎。

　　　2. 将番茄放进锅里，中
　　　火 2 分钟煮软。

　　　3. 在煮好的番茄中加入
　　　淀粉，勾芡。

增强体力，预防中暑
猕猴桃香蕉

材料　猕猴桃: 1/4 个，香蕉:
　　　2 厘米。

做法　1. 将猕猴桃去皮，然后
　　　切成细条。

　　　2. 将香蕉放进研钵捣碎，
　　　然后与猕猴桃混合。

* 香蕉能促进消化，对中暑和
苦夏也有帮助。

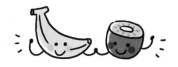

维生素 B_1 对抗中暑和苦夏
豌豆冷汤

材料　豌豆（去掉豆荚）: 50 克，
　　　豆奶（或者牛奶）: 200 毫升，
　　　盐、胡椒: 少许。

做法　1. 将带着豆荚的豌豆煮熟，然
　　　后去掉豆荚。

　　　2. 将豌豆和豆奶放进榨汁机
　　　搅拌，之后加入盐和胡椒调味。

* 汤的浓度可以根据个人喜好加水
调整。

> 布丁也想帮忙剥
> 豌豆皮

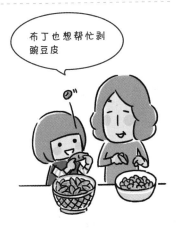

皮肤干燥

皮脂和水分减少，要从内而外补水

孩子的皮肤特别敏感。保护皮肤的皮脂和防止水分减少，皮肤变得干燥，孩子的皮肤就很容易受到刺激。如果刺激严重的话，就会发痒、疼痛。为了保护皮肤的健康，要清洁皮肤、保湿，更要补充营养，让皮肤由内而外变得水润。

胡萝卜

胡萝卜富含胡萝卜素。胡萝卜素在体内会转化成维生素 A，可以保护皮肤健康，让皮肤变得水润。可以在孩子喜欢吃的饼干和蛋糕中混入胡萝卜。

油菜

油菜含有的胡萝卜素和维生素 C 可以防止皮肤干燥，保持健康的皮肤。因为有涩味，所以可以与苹果混合做成蔬果汁饮用。另外，用油炒，可以提高胡萝卜素的吸收率。

草莓

草莓富含维生素 C，维生素 C 有助于胶原蛋白的生成，促进皮肤的新陈代谢，让皮肤保持健康。即使是婴儿也可以生吃草莓，不会流失营养物质。

注意洒落的食物

皮肤干燥或发炎的时候，要注意洒落的食物粘在脸上的情况，如果食物粘在脸上，会增加过敏的风险。嘴边等皮肤粘到食物或是汤汁，要用湿毛巾轻轻擦掉。

维生素能预防皮肤干燥

油菜粥

材料　热米饭：1 大勺，油菜（煮好并切成细丝）：2 大勺，水：150 毫升。

做法　1. 将食材放进锅里，中火煮 10 分钟。

2. 将煮到软烂的食材放进研钵磨碎。

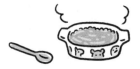

维生素 C 有助于皮肤健康

草莓牛奶

材料　草莓：2 个（30 克），牛奶（婴儿喝的奶粉制作而成）：1 大勺，水：1 大勺。

做法　1. 将草莓切碎。

2. 将草莓放进碗里，加入水和牛奶，与之混合。

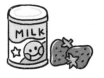

补充胡萝卜素，打造健康的皮肤

胡萝卜杯子蛋糕

材料　胡萝卜（磨成泥）：2 大勺，烤松糕：100 克，油：1 大勺。

做法　1. 将材料在碗里混合。

2. 将混合的食材放进耐热杯子里，放到一半的程度，将杯子放进微波炉里面（500 w），加热 2 分钟。

孩子没注意到里面加了胡萝卜哈哈

哦！软软的，好好吃

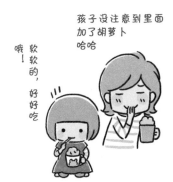

配合食用
胡萝卜 + 油　胡萝卜富含胡萝卜素，与油同食可提高胡萝卜素的吸收率。

痱子

清洁皮肤并保湿

幼儿皮肤干燥、出汗时，汗渍中的刺激物会刺激皮肤，引起炎症、湿疹等。用手挠的话可能会化脓，因此要多加注意。清洁发炎的部分，保湿之后涂上消炎的软膏等。为了改善症状，要摄取能让皮肤变得"坚强"的营养。

海苔

海苔富含蛋白质和胡萝卜素，可以打造不容易得湿疹的健康皮肤。简单制作的话，可以煮好后与米饭一同食用。

长蒴黄麻

即使在蔬菜中，长蒴黄麻的营养价值也是很高的，其富含胡萝卜素。而胡萝卜素能在体内转化成维生素 A，维生素 A 有助于保持皮肤健康。想要更好地摄取胡萝卜素，可以用油炒。

预防痱子

●保持皮肤清洁

• 出汗之后就冲澡洗掉汗渍，用毛巾擦干净（之后一定要保湿护肤）。

• 外出时带着湿毛巾擦汗。

●衣服

• 穿纯棉的衣服，避免穿化学纤维的衣服。

• 夏天也不要穿无袖的衣服，穿半袖的衣服可以吸汗。

• 睡觉时在后背垫上毛巾，吸汗。

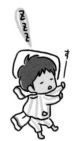

补充蛋白质和胡萝卜素

海苔佃煮

材料　海苔: 3 片，高汤: 200 毫升，
　　　酱油: 1 大勺，料酒: 1 大勺。

做法　1. 将海苔切成小片放进锅里，加
　　　入高汤，用中火煮。

　　　2. 海苔吸水变得柔软之后，加入
　　　调料调味，调至小火煮。

注: 佃煮，以盐、糖、酱油等烹煮鱼、贝、肉、
蔬菜和海藻而成的日本食品。

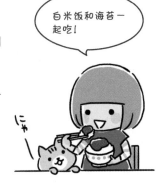

白米饭和海苔一起吃!

治疗瘙痒和痱子

洗澡的方法

1. 浴缸里加入温水。

2. 洗完澡之后，用冷水冲洗，让表面皮
肤降温（不能用冷水的时候，用冷毛巾
擦拭也可以）。

3. 洗完澡之后，表面皮肤降温之后，进
行保湿，可以缓解夜晚皮肤瘙痒。

洗身体和头发的时候，推荐使用固
体肥皂。含有添加剂的沐浴液会去
掉皮脂，所以不推荐。洗完澡之后，
不要忘记涂保湿乳。

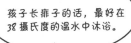
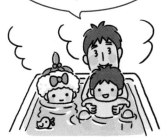

孩子长痱子的话，最好在
38 摄氏度的温水中沐浴。

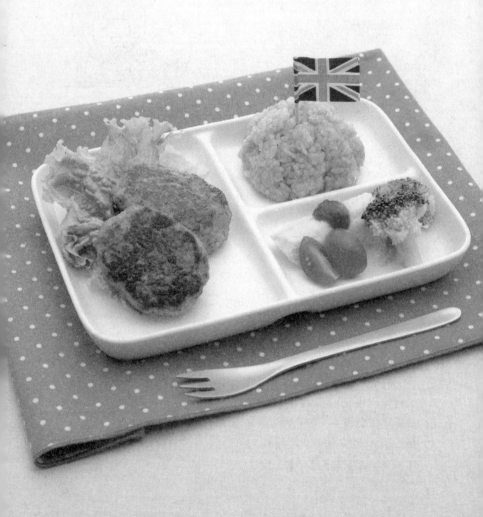

第二章

对过敏有效的食物和食谱

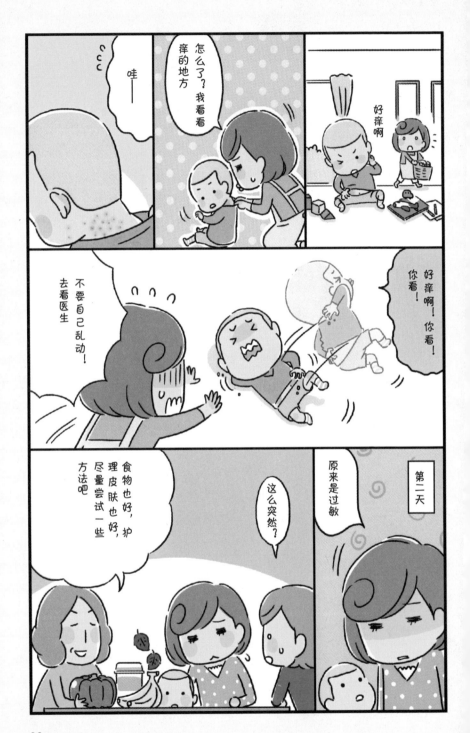

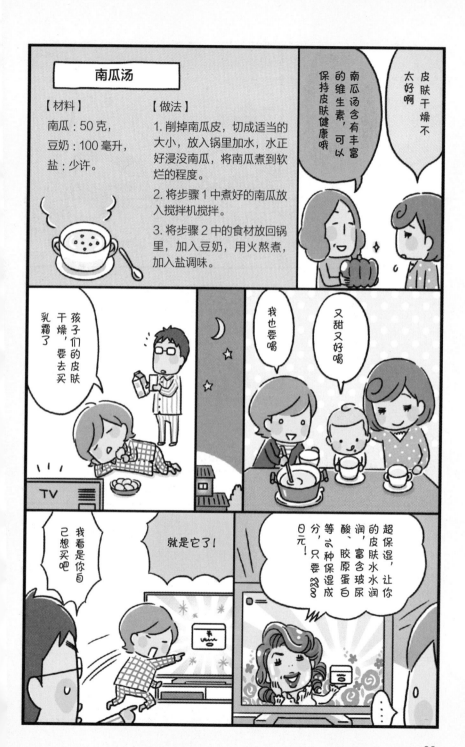

南瓜汤

【材料】

南瓜：50克，
豆奶：100毫升，
盐：少许。

【做法】

1. 削掉南瓜皮，切成适当的大小，放入锅里加水，水正好浸没南瓜，将南瓜煮到软烂的程度。

2. 将步骤1中煮好的南瓜放入搅拌机搅拌。

3. 将步骤2中的食材放回锅里，加入豆奶，用火熬煮，加入盐调味。

南瓜汤含有丰富的维生素，可以保持皮肤健康哦

皮肤干燥不太好啊

孩子们的皮肤干燥，要去买乳霜了

我也要喝

又甜又好喝

我看是你自己想买吧

就是它了！

超保湿，让你的皮肤水水润润，富含玻尿酸、胶原蛋白等16种保湿成分，只要8800日元！

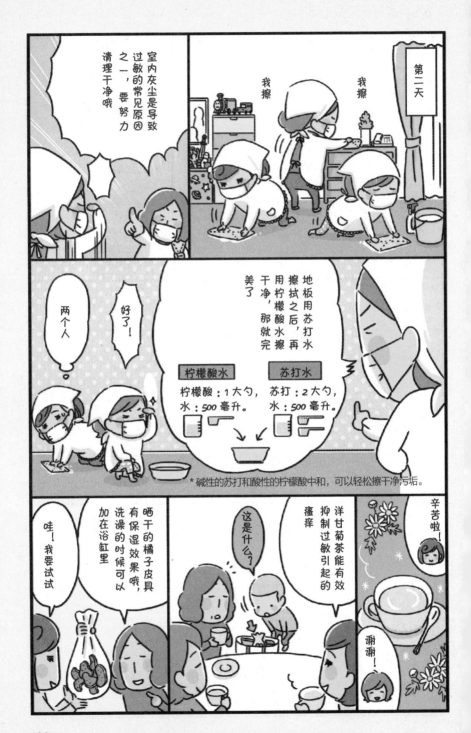

室内灰尘是导致过敏的常见原因之一，要努力清理干净哦

第二天

我擦

我擦

地板用苏打水擦拭之后，再用柠檬酸水擦干净，那就完美了

两个人

好了！

柠檬酸水
柠檬酸：1大勺，
水：500毫升。

苏打水
苏打：2大勺，
水：500毫升。

*碱性的苏打和酸性的柠檬酸中和，可以轻松擦干净污垢。

晒干的橘子皮具有保湿效果哦，洗澡的时候可以加在浴缸里

哇！我要试试

这是什么？

洋甘菊茶能有效抑制过敏引起的瘙痒

辛苦啦！

谢谢！

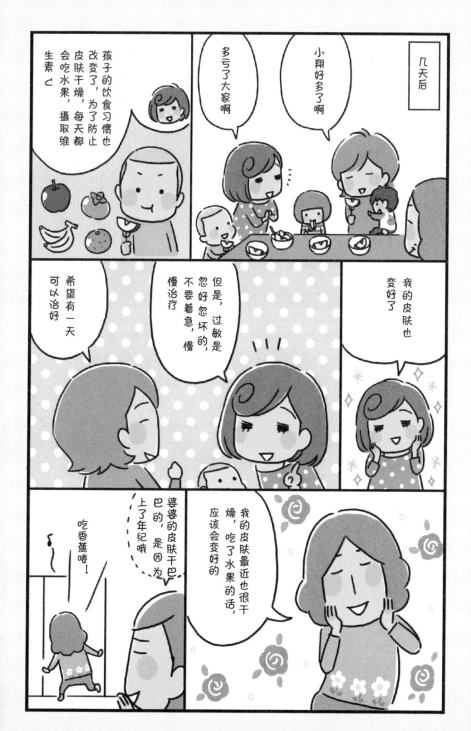

过敏性皮炎

提高免疫力，可以缓解过敏症状

过敏性皮炎是对某种过敏原（引起过敏的物质）产生反应，出现湿疹的疾病。为了缓解症状，需要保持皮肤清洁和湿润，用药物抑制炎症。在饮食上，摄取富含乳酸菌（如果过敏原是乳酸菌，请不要使用）、维生素 C、α - 亚麻酸等的食物也能有效缓解症状。

南瓜

富含维生素 C 和胡萝卜素，可以为皮肤打造"坚固的保护膜"。过敏时，孩子觉得瘙痒，会产生压力。维生素 C 也有助于对抗压力。

香蕉

香蕉富含维生素 B_6，具有抗过敏的作用。不足之处是，容易产生湿疹。可以从点心和零食中摄取提高免疫力的营养元素。

紫苏

紫苏精油中富含 α - 亚麻酸，有助于改善过敏体质，能缓解皮肤炎症和瘙痒。从食物中摄取紫苏油的成分，也有助于缓解过敏症状。

酸奶

乳酸菌能抑制过敏引起的抗体，提高免疫力（但是，如果对乳制品过敏，请不要食用乳酸菌）。每日食用酸奶可缓解过敏症状。

具有抗过敏作用

香蕉泥

材料　香蕉: 2 厘米。

做法　将香蕉放入研钵中磨碎。

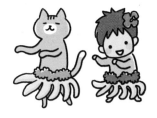

打造皮肤"坚固的保护膜"

南瓜牛奶

材料　南瓜: 20 克, 牛奶（婴儿用的奶粉）: 1 大勺, 水: 1 大勺。

做法　1. 将南瓜切碎, 煮至软烂。

　　　2. 将步骤 1 的食材放入锅中, 加入牛奶和水, 慢火煮热。

提高免疫力, 缓解症状

香蕉酸奶奶昔

材料　香蕉: 半根, 原味酸奶: 2 大勺, 牛奶（或者豆奶）: 100 毫升。

做法　1. 香蕉去皮, 切成三等分放进冰箱冷冻。

　　　2. 在榨汁机中加入步骤 1 的食材、酸奶、牛奶, 混合搅拌。

* 如果想要甜味, 可以根据喜好加入黑糖等。

看上去很好喝的样子, 即使是原味的, 也想喝。

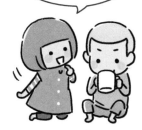

过敏性皮炎与不易引起过敏的饮食

过敏与饮食有很大的关系，根据饮食习惯的变化，孩子的体质也会改变。在每天的饮食中加入提高免疫力的食材吧。

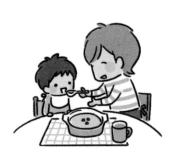

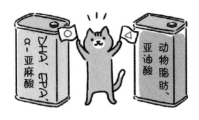

α - 亚麻酸：紫苏油、亚麻油。
亚油酸：玉米油、芝麻油。

油是关键之一

现代人经常食用肉类，因为摄入过多的动物油脂和亚油酸，所以过敏的概率较低。将富含 n-3 系 α - 亚麻酸、DHA（二十二碳六烯酸）、EPA 的油与富含动物性油脂、亚油酸的油以 1:1 的比例混合，均衡地摄取营养。

摄取抗氧化食品

富含 n-3 系 α - 亚麻酸、DHA、EPA 的油的缺点是容易氧化，为了防止氧化，请摄取味噌等抗氧化的食品。

例如：黄绿色的蔬菜、洋葱、葱、味噌、酱油等。

抗氧化食品

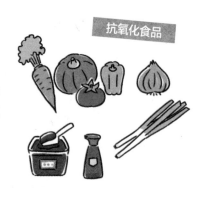

食材加热后食用

食材加热能降低其成为过敏原的概率，因此孩子的食物要加热，特别是孩子的果汁和水，要将其加热、凉凉之后给孩子喝。

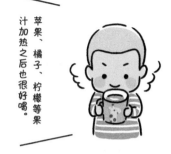

苹果、橘子、柠檬等果汁加热之后也很好喝。

促进肠胃消化

如果调整肠内的菌群平衡，就能调整身体免疫力，抑制肠胃中吸收的过敏原。富含乳酸菌、双歧乳杆菌、低聚糖的食品可以让肠胃保持健康，提高免疫力。

使用富含乳酸菌、酶的味噌具有抗氧化作用，味噌汁有助于缓解过敏症状。

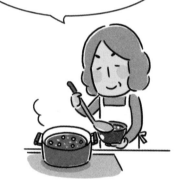

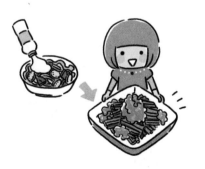

重新了解日式料理

如果彻底研究抗过敏的食物，找到了以鱼类和蔬菜为主的日式料理。与以肉类为主的西餐相比，日式料理更有利于预防过敏。

比起充满沙拉油的，更推荐拌青菜和炖菜。

食用提高免疫力的食品对抗过敏原

气管收缩，呼吸道变窄，呼吸困难，引起哮喘。这种症状产生的原因有尘埃、气温变化、运动、过敏反应等。为了缓解症状，需要医生治疗和家庭管理两方面配合。为了消除过敏原，必须彻底清扫房屋和洗涤衣物。另外，要摄取保护口腔黏膜的胡萝卜素。

沙丁鱼

沙丁鱼富含 EPA 和 DHA，可有效抑制过敏。做成鱼丸或油炸，孩子也容易入口。

款冬

款冬富含能强化口腔黏膜抵抗力的胡萝卜素。在中药的药方中，是可以治疗哮喘的良药。因为款冬具有涩味，因此要在料理时去除涩味。

胡萝卜

胡萝卜素在身体里会转化成维生素 A，有助于保护口腔黏膜，有效对抗过敏。

需要注意的食物

要注意刺激性强的食物。

年糕、饼干等
糯米制品

竹笋等带有涩
味的蔬菜

辣椒等辛辣食物

滋润咽喉，摄取丰富的胡萝卜素

胡萝卜胶冻

材料　胡萝卜（磨成泥）：1大勺，可溶性淀粉：少许，水：50毫升。

做法　1.将胡萝卜泥和水放入锅中，煮到胡萝卜变软烂。

2.加入淀粉混合，勾芡。

胡萝卜素保护口腔黏膜

胡萝卜粥

材料　胡萝卜（磨成泥）1大勺，热米饭：2大勺，水：100毫升。

做法　1.将所有材料倒入锅里，煮到食材变柔软。

2.将步骤1的食材放到研钵里，轻轻研磨。

抑制过敏反应

沙丁鱼丸

材料　沙丁鱼：250克，料酒：1大勺，姜汁：1/2勺，味噌：1大勺，盐、胡椒：少许，油：少量。

做法　1.去掉沙丁鱼的鱼头和内脏，剔除鱼骨，并用食品粉碎搅拌机搅碎（用刀敲打也可以）。

2.将步骤1中剩下的食材全部混合，为了方便入口，做得大一点。

3.在锅里倒油加热，烤制步骤2中食材的两面，调制中火。

* 可加入照烧汁等调味。

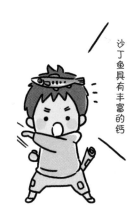

沙丁鱼具有丰富的钙

清洁皮肤，保湿，促进新陈代谢

出疹子的原因有皮肤干燥、过敏、感染等。麻疹的感染伴随着发热和咳嗽。这种情况，要谨遵医嘱，减少外出。一时出疹的话，重要的是清洁皮肤、保湿、让皮肤保持光滑。保持皮肤健康，需要摄入锌元素。

芝麻

芝麻富含锌元素，有助于维持皮肤健康，有助于出疹后皮肤的恢复。如果将芝麻磨碎可以促进消化吸收，碎芝麻还可以作为米饭和点心上的装饰。

杂鱼干

皮肤细胞再生时需要锌元素，杂鱼干中富含锌元素，而且富含EPA 和 DHA，有助于抑制过敏反应和荨麻疹。

柑橘

富含能提高免疫力的维生素 C，有助于生成胶原蛋白，维持皮肤健康。另外，维生素 A 对皮肤和口腔黏膜也有保护作用，可以预防过敏原等物质入侵。

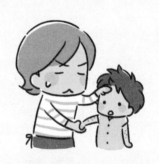

如果出疹，要检查全身的各个部位，同时确认是否发热。

维生素有助于保持皮肤健康

柑橘汤

材料　橘子汁：20 毫升，水：2 大勺，可溶性淀粉：少许。

做法　1.将果汁和水倒入锅里，开火加热。

2.将步骤1的食材煮好，加入淀粉混合，勾芡。

提高免疫力，保护皮肤

煮柑橘和苹果

材料　橘子汁：30 毫升，苹果泥：1 大勺，水：50 毫升。

做法　将所有材料加入锅里，中火煮 2 分钟。

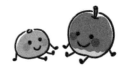

让皮肤变得健康的小吃

杂鱼干炒芝麻

材料　杂鱼干：100 克，碎芝麻：2 大勺。

做法　1.将杂鱼干放入锅中翻炒，加入 A。

2.一边让所有味道混合，一边翻炒，加入碎芝麻，炒至口感变得又硬又脆。

A　酱油：1 大勺，料酒：1 大勺，砂糖：1 大勺。

给我吃一点吧

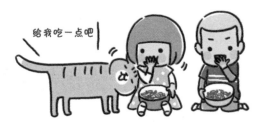

提高免疫力，防止花粉入侵

花粉症是对侵入体内的花粉产生反应，从而引起的过敏反应。近年来，花粉症在婴幼儿中的发病率有所增加。孩子和成人一样，症状均为打喷嚏、流鼻涕、眼睛发痒等。想要缓解，需要将附着在身体上的花粉洗干净，并尽量不要接触花粉，还要强化口腔黏膜，提高免疫力。这样才能预防及缓和症状。

酸奶

乳酸菌能改善肠胃功能，提高身体的免疫力。身体免疫力提高，有助于抑制过敏反应。每年花粉症都会发作的孩子可以经常食用。

鲑鱼

富含 EPA 和 DHA，能有效抑制过敏反应，并含有丰富的 B 族维生素，有利于维持皮肤和口腔黏膜的健康。鲑鱼可以从孩子断奶的中期开始食用，幼儿可从食物中摄取。

香蕉

香蕉中的烟酸有助于维持皮肤和口腔黏膜的健康，对口腔黏膜疼痛、打喷嚏、流鼻涕等症状有效。香蕉与酸奶混合食用，效果更佳。

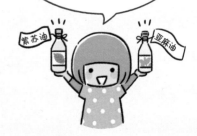

紫苏油和亚麻油都富含 α-亚麻酸，有助于缓解症状，比从沙拉酱中摄入 α-亚麻酸，更具效果。

让皮肤和口腔黏膜变得健康

香蕉牛奶

材料　香蕉: 2 厘米, 牛奶（婴儿奶粉）: 4 小勺。

做法　1. 将香蕉放入研钵中磨碎。

2. 在步骤1中加入牛奶。

保持口腔黏膜健康

鲑鱼杂烩粥

材料　鲑鱼: 10 克, 热米饭: 2 大勺, 高汤: 100 毫升。

做法　1. 去掉鱼皮和鱼骨, 将食材放入锅中, 中火煮 7 分钟。

2. 取出鲑鱼, 拆散鲑鱼肉, 再放回锅里煮。

提高免疫力，缓解症状

干酸奶鲑鱼

材料　鲑鱼: 1 片, 原味酸奶: 5 大勺, 罗勒: 根据个人口味添加, 盐、胡椒: 少许, 油: 少量 。

做法　1. 将盛放酸奶的容器包好, 放进冰箱冷藏 5 个小时, 大约冷冻到一半的时候, 去除水分。

2. 在步骤1的材料中加入罗勒、盐、胡椒, 混合。

3. 在锅里倒油, 将沾了盐和胡椒的鲑鱼放在锅里两面烤制, 再加入步骤2的食材。

* 去除水分的酸奶含很多营养成分, 加入少量砂糖和橙汁饮用吧。

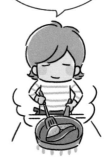

鲑鱼裹上低筋面粉, 即使烤制, 也很美味。

111

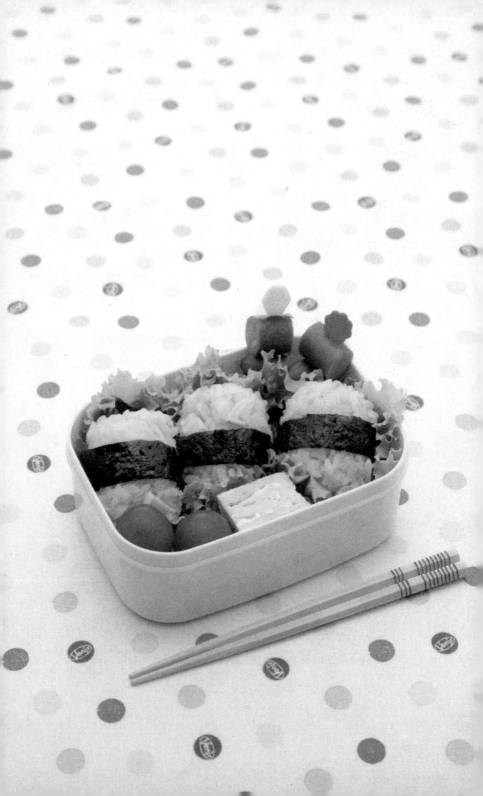

第三章

改善孩子的精神状态的食物和食谱

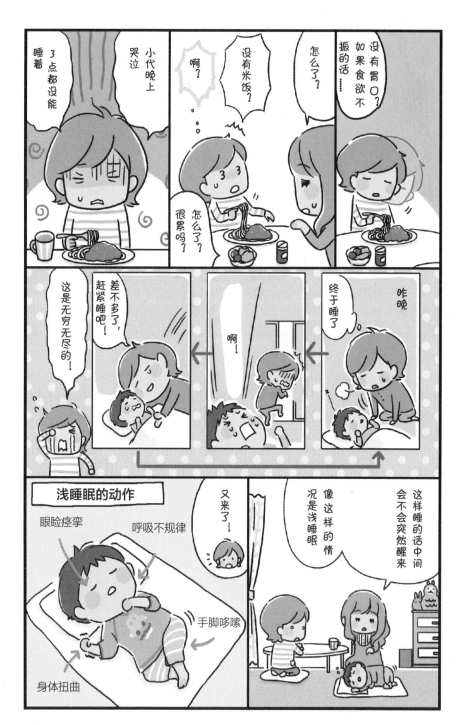

114

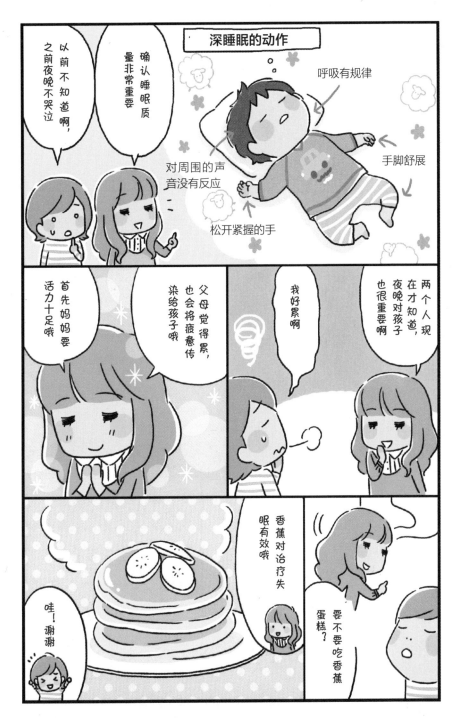

115

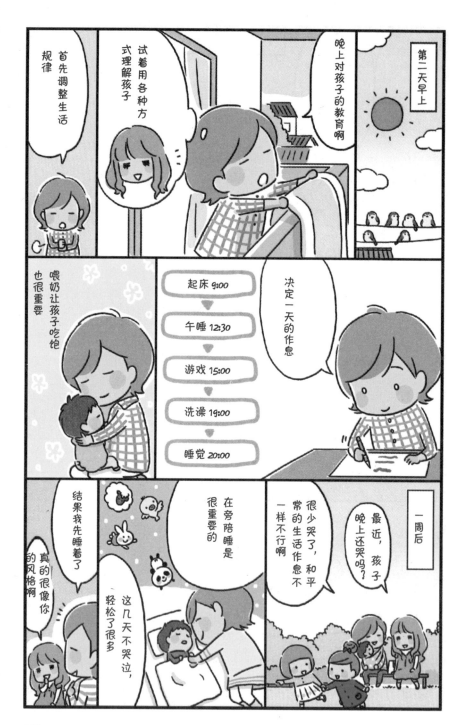

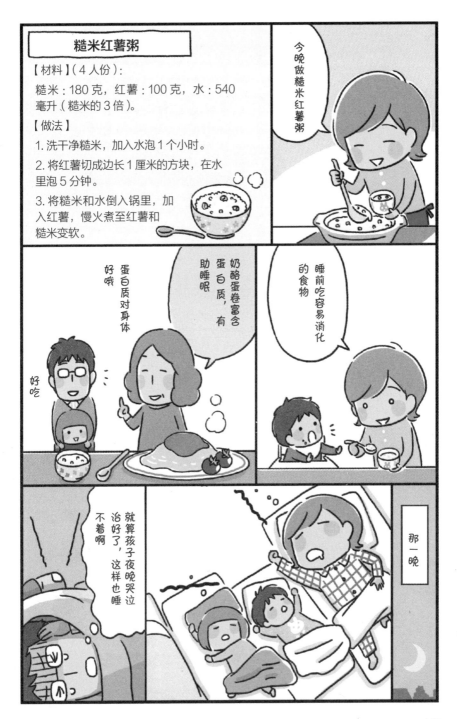

让孩子情绪平静，可促进睡眠

孩子出生后 3 个月至即将 2 岁时会经常出现夜里哭闹的情况。这段时间是从不稳定的昼夜循环过度到正确的生物钟的时期。即使孩子年龄再稍大一点，如果改变生活环境以及做噩梦，也会出现夜里哭闹的情况。孩子哭泣的时候，让孩子平静下来，让孩子感到安心，这是很重要的。另外，孩子白天玩耍时，让孩子过度疲劳也是对策之一。

让孩子吃饱

孩子哭泣的时候，为了让孩子平静，给孩子喝牛奶，也推荐温水和茶。孩子有饱腹感，睡眠也就变好了。所以，晚上准备饮料可应对孩子夜里哭闹。

让孩子半夜醒来一次

因为梦游而夜啼的情况也很多。因此，为了让孩子停止哭泣，半夜打开灯，让孩子醒来一次。等孩子冷静下来，停止哭泣再关灯睡觉，这样就能一觉睡到天亮。

应对夜哭的要点

• 让孩子在白天时痛快地玩耍（外出散步具有显著效果）。
• 确定午休时间。
• 洗澡让孩子放松。
• 睡觉时不要给孩子穿得太厚。
• 睡觉前不要让孩子情绪亢奋。
• 摩挲孩子的身体，轻轻抚摸孩子的后背和前胸，让孩子感到安心。

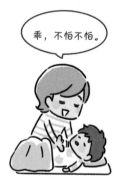

轻声安抚孩子。

小儿惊厥

让孩子自己平静下来

孩子惊厥时会哭泣、喊叫，产生这些行为的原因与孩子自身有所关联。其中之一的原因是，孩子有想要的东西，但是无法用语言表达出来。因为，惊厥常常发生在孩子精神不稳定的时侯，所以发生惊厥时要通过一些让孩子平静的话语来稳定孩子的情绪，拥抱孩子等"亲肤育儿法"，也能消除孩子的不安。

以豁达的心应对惊厥

惊厥的孩子具有很强的感受力。孩子可以敏感地感受到父母的情绪，因此以豁达的心应对惊厥，这对父母来说很重要。即使孩子哭喊，父母也不要感到烦躁，要让孩子平静下来。

抱着孩子，让孩子感到安心

孩子惊厥时，在孩子停止哭泣前要温柔地抱着孩子，让孩子平静下来。抚摸孩子的头部和身体，轻轻拍着孩子的后背，让孩子感到安心，这一点很重要。

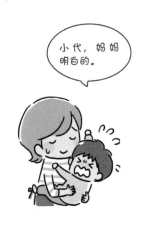

小代，妈妈明白的。

尿床

总之会治好，不要焦虑

控制尿量的抗利尿激素一般是 4 岁开始发挥作用的。即使是尿床，5 岁左右也会好转。即使孩子尿床，家长也不用生气和焦虑。让孩子注意到自己尿床，反而会失去自信，起到反作用。有的孩子在上小学时还在尿床，但总会好转，不用担心。

父母担心过度，孩子容易失去自信

父母担心孩子尿床，孩子就会关注这件事，变得神经紧张，逐渐失去自信，对日后的成长产生不良影响。搬家和上学等生活环境发生变化时，要为孩子打造轻松的生活环境。

打造温暖的生活环境

寒冷的时候，膀胱的储尿量就会变少，膀胱功能也会变得不稳定。因为孩子的出汗量减少，所以睡前洗澡，以及让被子保持温暖，促进孩子出汗，这样可以缓解尿床。

孩子的自觉性很重要

为了治好尿床，要让孩子自己感觉到被尿液弄湿的被褥很难受，以此减少尿床次数，慢慢地就治好了。父母不要焦虑，要守护在孩子身边。

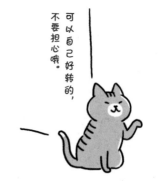

可以自己好转的，不要担心哦。

用温柔的语气说话，重新审视家庭环境

孩子情绪不稳定时会烦躁、郁闷。造成情绪不稳定的原因各种各样，其中包括压力。家庭环境和亲子关系也是原因之一。请家长重新审视一下自家是否是过度干涉、过度关心、家庭不和睦等令人窒息的家庭环境。

打造让孩子感到放松的环境

孩子情绪不稳定的时候，父母应使用比"亲肤育儿法"更能传递爱意的温柔语言安抚孩子。指责、冷战只能让情况恶化。还要让孩子有自己的放松时间和场所。

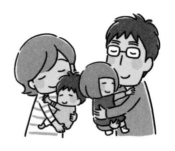

平时抚摸孩子，给予他们安全感，让他们的情绪平静下来。

教育孩子

在指责孩子之前要让自己的情绪冷静，满怀爱意的看着孩子，再对孩子进行教育。重要的是，说清楚指责孩子的理由。

•不要带入自己的情绪。
•不要不听理由。

•不要和其他人比较。
•不要重复昨天的内容。
•不要提起以前的事情。
•不要否定孩子的人品和性格。
•不要使用冷淡无情的语言。
•不要父母一同指责。
•不要啰啰唆唆。

妈妈要心态放松

在养育孩子的过程中，经常会有很痛苦的时候，因此要有意识地制造让自己放松的机会，这一点很重要。面对孩子时，保持良好的情绪和心情，对孩子也有好处。

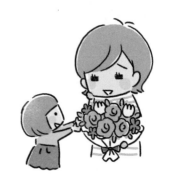

通过食物放松

为了面对孩子时能保持心情平和，吃一些有助于消除疲劳的食物。挑食会变成心情烦躁的原因。

消除疲劳

富含 B 族维生素的食物：猪肉、鳗鱼、麦子，富含维生素 C 的食物：草莓、红椒，富含钾元素的食物：羊栖菜、鳄梨、红薯。

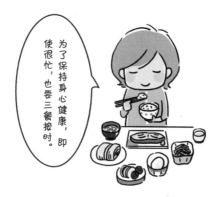

为了保持身心健康，即使很忙，也要三餐按时。

通过聊天放松

有烦恼的时候与其他人商量。聊天能让心情保持愉快，烦恼时可以和身边的人交谈，也可以求助专业机构。

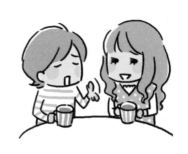

在热水里滴一点精油，房间就会芳香四溢。

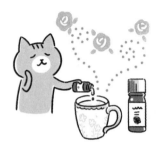
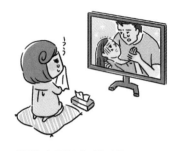

通过香味放松

让房间里飘荡着自己喜欢的香味。香味会对神经系统和激素产生影响，可以达到放松和治愈心灵的效果。

通过哭泣放松

哭泣也能让心灵放松，留下感动的泪水，可以刺激神经系统，达到减压的效果。

通过托管孩子放松

可以将孩子暂时交托亲人或专业的托儿机构照顾，打造一段属于自己的时间。这时不要有罪恶感，要转换心情，给予自己补充心灵营养的时间。

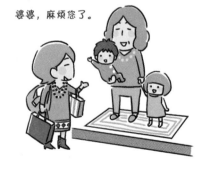

减压食谱 1

山药和核桃富含营养，可以促进消化吸收，具有滋养和保持精力充沛的效果。

黄油烤山药 `1—6 岁`

材料 山药：100 克，酱油：1/2 大勺，黄油：10 克，砂糖：1/2 大勺。

做法 1. 将山药削皮，切成 1 厘米厚的片。

2. 在热锅里加黄油，烤制山药的两面。

3. 加入酱油和砂糖，翻炒。

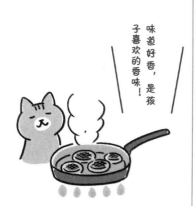

味道好香，是孩子喜欢的香味！

核桃牛奶 `1—6 岁`

材料 核桃粉：1 大勺，牛奶：150 毫升，黑糖：少量。

做法 1. 将核桃在搅拌机里打碎，在研钵里磨成粉。

2. 加入热牛奶和黑糖混合。

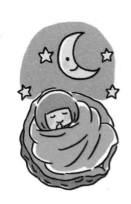

减压食谱 2

洋葱有助于缓解疲劳。奶酪是高热量的食物，对食量较小的幼儿来说，是最适合的补充能量的食物。

洋葱丸子汤 1—6 岁

材料　洋葱：1 个，水：300 毫升，粉末状汤料：1 小勺，盐、胡椒：少许。

做法　1. 洋葱剥皮，切掉上下部分，用刀以"十"字切开。

2. 将步骤 1 的材料包上保鲜膜，放进微波炉加热 5 分钟。

3. 在锅里加水和汤料，加入步骤 2 的食材，小火煮 10 分钟，加入盐和胡椒调味。

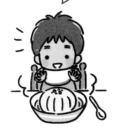

洋葱可以就这么吃哦。

奶酪烤西蓝花 1—6 岁

材料　西蓝花：1 个，盐、胡椒：少许，奶酪：2 片。

做法　1. 将西蓝花掰成小块，用盐煮，之后放在漏勺上控水。

2. 将西蓝花放在耐热容器中，加上盐、胡椒、奶酪。

3. 将食材放进烤炉里烤制，奶酪融合，看到有点焦黄就可以了。

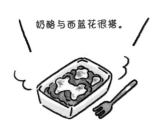

奶酪与西蓝花很搭。

减压食谱 3

牛奶是孩子们成长过程中不可或缺的营养食品，另外，豆浆与牛奶一样，也是营养价值很高的食品。

豆浆面包粥 `5—6 个月`

材料　面包（没有吐司边的面包）：1/4 片，豆浆：30 毫升，水：30 毫升。

做法　1. 将撕成细条的面包、豆浆、水放进锅里，慢慢煮。

2. 将步骤 1 的食材放进研钵磨碎。

红薯煮豆浆 `7—11 个月`

材料　红薯：2 个，豆浆：40 毫升，水：40 毫升。

做法　1. 红薯削皮，切成细条，放在水里煮 5 分钟，去掉水分。

2. 将所有食材放在锅里，慢慢煮。

* 红薯中富含维生素 B_6，有助于生成促进睡眠的激素。

糙米牛奶粥 `1—6 岁`

材料　糙米：50 克，牛奶：100 毫升，水：150 毫升，黑糖：根据个人喜好添加。

做法　1. 将米放在锅里，煮成粥。

2. 在步骤 1 中加入牛奶，用火煮热，加入黑糖。

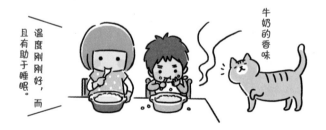

温度刚刚好，而且有助于睡眠。

牛奶的香味

减压食谱 4

紫苏叶是营养价值很高的食品。豆浆和豆腐中富含的大豆肽有助于消除疲劳。

煮豆腐 5—6个月

材料　嫩豆腐：边长 3 厘米的方块，热水：适量。

做法　1. 在锅里加入豆腐和煮沸的水，中火煮 2 分钟。

2. 去除水分，将食材放进研钵磨碎。

3. 加入热水调节豆腐的浓稠度。

豆腐圆白菜汤 7—11个月

材料　嫩豆腐：边长 3 厘米的方块，圆白菜（切丝）：适量，豆浆：1 大勺，高汤：3 大勺。

做法　1. 将圆白菜和高汤放进锅里煮，直到将圆白菜煮软。

2. 将豆腐切成边长 0.5 厘米的方块，与豆浆一起加入锅里，与步骤 1 的食材一起煮。

紫苏叶茶 1—6岁

材料　紫苏（红紫苏和青紫苏皆可）：适量。

做法　1. 将紫苏洗干净，放在漏勺里控水晒干。

2. 用剪子将紫苏叶剪成细条。

3. 将晒干的紫苏叶放进茶壶煮，煮好就可以饮用了。

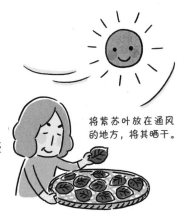

将紫苏叶放在通风的地方，将其晒干。

身体和心灵排毒

使用比按摩力度小的力量慢慢地、温柔地抚摸孩子的肌肤，达到心灵和身体的排毒。这是母子之间的亲密时间。以下症状可以尝试这种方法。

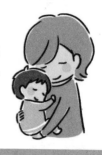

排毒时，可以直接接触孩子的肌肤，也可以隔着衣服。

调整肠胃

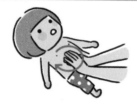

从胸口开始，如图中箭头所示慢慢转 5 圈。

食欲不振

可缓解胃部不适，在饭前 30 分钟做这个动作。

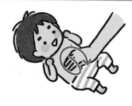

从肚脐的下方开始，如图中箭头所示慢慢转 5 圈。

便秘

如果是好几天都没有排便的情况，可以在饭后 1 小时做这个动作。

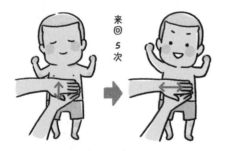

来回 5 次

双手按着肚脐，左右移动。

如图轻轻按住肚脐。

消化不良

消化不良时，可以在饭后 1 小时以后做这个动作。

调节心理

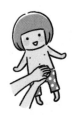 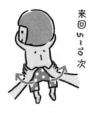 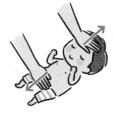

来回 5~10 次

来回 5 次

用手从额头到后脑抚摸

轻轻抚摸肚脐下方。

从腰部到臀部，如图中箭头所示抚摸。

从肚脐向下移动。

尿床

尿床对孩子的心理层面影响很大，父母抚摸安抚孩子可以让孩子有安全感。

夜啼

孩子不停夜啼时，为了让孩子冷静下来，可以做这个动作。

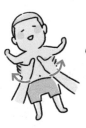 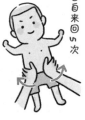 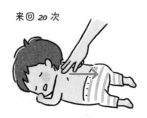

各自来回 5 次

来回 20 次

从胸部的正中间向两侧抚摸。

从腹部到两侧抚摸。

使用食指和中指从颈部到臀部进行摩挲。

情绪不稳定

轻轻地抚摸胸部和腹部，让孩子情绪平静下来。

惊厥

缓解孩子紧张情绪让孩子冷静下来。

* 排毒请根据孩子的情况进行。

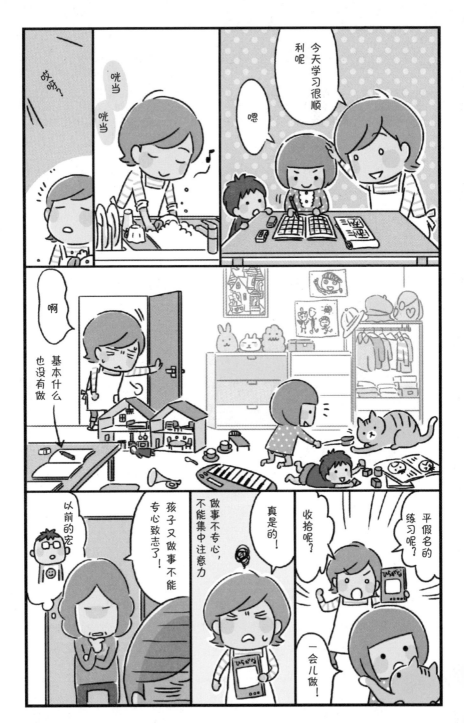

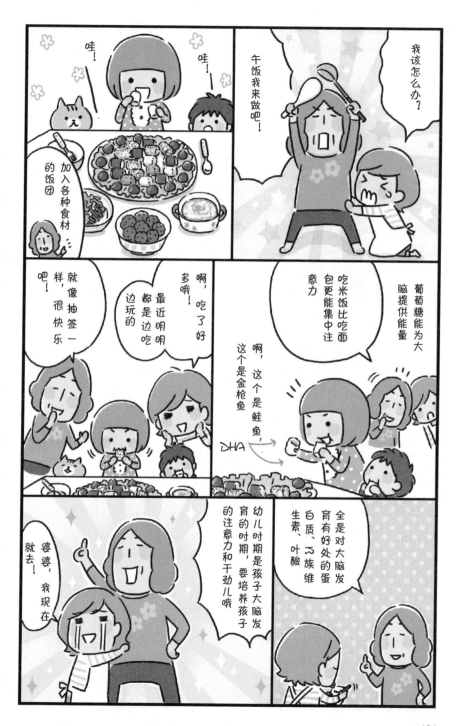

131

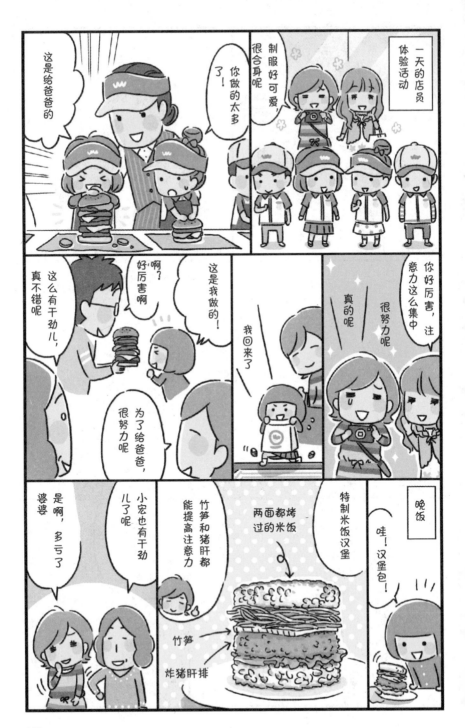

132

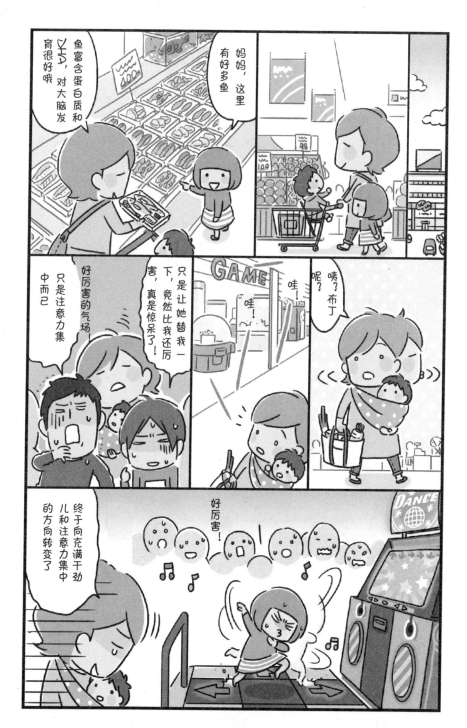

妈妈，这里有好多鱼

鱼富含蛋白质和DHA，对大脑发育很好哦

唉？布丁呢？

哇！

哇！

好厉害的气场——

只是让她替我一下，竟然比我还厉害，真是惊呆了！

只是注意力集中而已

好厉害！

终于向充满干劲儿和注意力集中的方向转变了

GAME

DANCE

133

让孩子得到成就感，提高干劲儿

虽然想让孩子做些什么，但是孩子没有干劲儿，很快就会觉得厌烦，不会按照父母预想的那样去做。这时，要让孩子得到成就感，将解决此事的时间划分时间段，让孩子养成习惯，父母要在此下功夫。从力所能及的事情开始，慢慢过渡，解决困难的事情，培养孩子的自信，孩子的干劲儿就提高了。

培养习惯

规定好帮父母做家务和学习的时间，使之成为习惯。跟孩子一起决定什么时间做什么事。即使孩子没有在规定时间完成作业，家长也不要胡乱干涉，让孩子自己慢慢完成，获得成就感。

下功夫让孩子享受做事的乐趣

最开始，父母教孩子，一边让孩子享受乐趣一边教会孩子处理的方法。另外，要在日历上标记出孩子完成之前决定好的事情的日子，这样可以让孩子的乐趣持续下去。

用鼓励提高孩子的干劲儿

孩子可以从父母的鼓励中获得成就感，从而提高干劲儿和集中注意力。父母要微笑且温柔地鼓励、认可孩子，这一点很重要。每次鼓励时不要使用同样的语言，要根据当时的情况随机应变。

鼓励的要点
- 赞美具体的事情。传达父母的心情（我很开心、帮大忙了等）。
- 使用肯定的语言（不要总是否定孩子，要注意到孩子做得好的地方）。

让孩子元气满满的菜谱

竹笋中富含维生素 B_1，能促进食欲。另外，猪肝中富含维生素 B_{12}，能为细胞提供能量。

竹笋豆腐焖米饭 1—6 岁

材料　竹笋（水煮）：1/2 根，豆腐：2 块（约30 克），米：360 克。

汤汁（使用酱油、料酒等调配而成的汤汁，可根据自己的喜好调配）：4 大勺。

做法　1. 将竹笋切成薄片，将豆腐切得稍大一些，方便入口。

2. 在电饭锅中加入米和步骤 1 的食材，再加入汤汁和水（分量之外）煮熟即可。

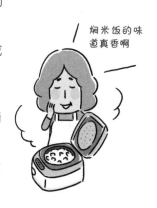

焖米饭的味道真香啊

炸猪肝肉排 1—6 岁

材料　猪肝（切好的薄片）：200 克，伍斯特辣酱油：2 大勺，面包粉：适量，油：适量。

做法　1.将猪肝放在水和牛奶中腌 5 分钟，去除猪肝的味道。

2. 将步骤 1 的食材放在平盘里面，加入英国伍斯特酱油，揉搓入味。

3.裹上面包粉，用油煎烤猪肝的两面。

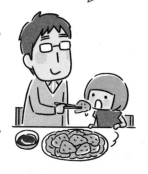

汤汁中有你喜欢的味道，多吃一点哦！

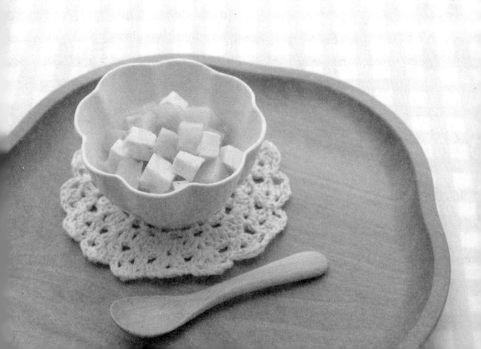

第四章

促进孩子生长发育的食物和食谱

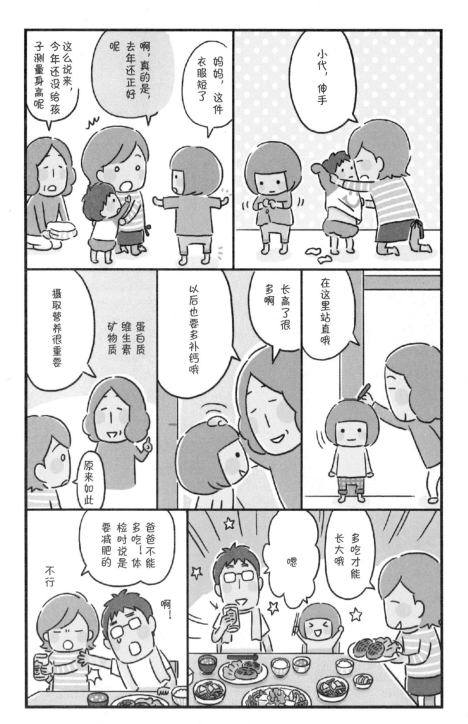

138

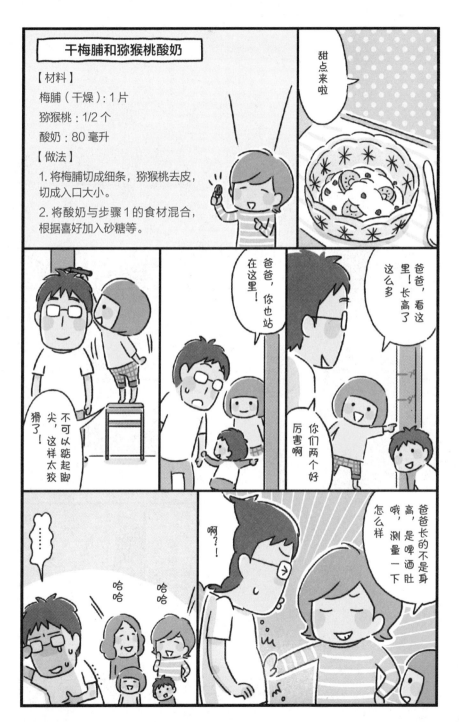

干梅脯和猕猴桃酸奶

【材料】
梅脯（干燥）：1 片
猕猴桃：1/2 个
酸奶：80 毫升

【做法】
1. 将梅脯切成细条，猕猴桃去皮，切成入口大小。
2. 将酸奶与步骤 1 的食材混合，根据喜好加入砂糖等。

甜点来啦

不可以踮起脚尖，这样太狡猾了！

爸爸，你也站在这里！

爸爸，看这里！长高了这么多

你们两个好厉害啊

……

哈哈 哈哈

啊?!

爸爸长的不是身高，是啤酒肚哦，测量一下怎么样

139

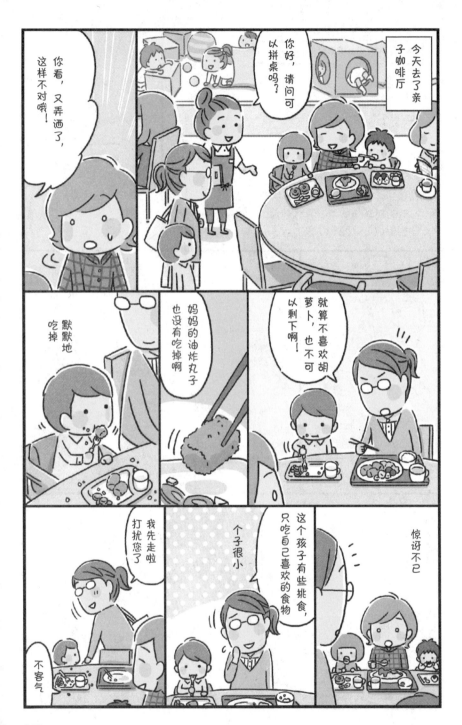

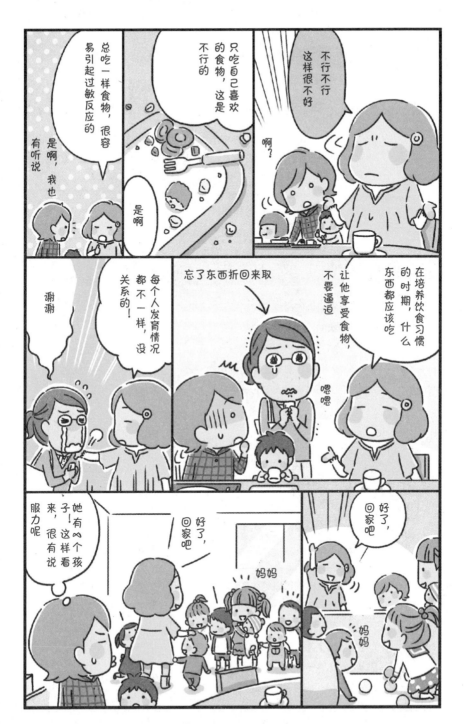

伴随着孩子的成长，饮食也要升级

孩子的饮食是从母乳和牛奶开始的，断奶之后，饮食变得与成人一样。随着年龄的增长，孩子的运动量也在增加，身体也逐渐长大，8—9 岁时，孩子所需的能量与成人相差无几。与孩子的成长过程相契合，需要注意营养均衡。为孩子打造开心的用餐时光吧。

5 个月至 11 个月的饮食特点

年龄	饮食特点和必需的营养	不能吃的食物
5—6 个月（体重 7kg）	刚断奶的时候，先给孩子吃稠糊状的食物，因为之前从母乳和牛奶中摄取了足够多的营养，所以此时还不需要注意营养平衡，先从粥等容易入口的食物开始	**蜂蜜** 蜂蜜中含有肉毒杆菌，不足 1 岁的孩子抵抗力不足，不能食用。
7—8 个月	孩子习惯了断奶的食物，再给孩子吃切成细条的豆腐等柔软的食物。并逐渐在粥里加入蔬菜、鸡蛋等。为了不让孩子缺铁，要给孩子吃猪肝、油菜等	**坚果类** 坚果有造成支气管窒息的危险，不足 2 岁的孩子不能食用。 必需的能量（日） ● 0—5 个月 男孩：2300 焦 女孩：2091 焦 ● 6—8 个月 男孩：2718 焦 女孩：2509 焦 ● 9—11 个月 男孩：2927 焦 女孩：2718 焦
9—11 个月	这个时期可以给孩子吃香蕉等柔软的食物，从断奶餐中摄取营养，因此要考虑营养均衡，不要挑食。为了不让孩子缺铁，要给孩子吃猪肝、油菜等	

1 岁至 9 岁的饮食特点

年龄	饮食特点和必需的营养	运动量	每日摄入热量
1—2 岁	学走路的时候，孩子的运动量增加，长出牙齿的时候，可以给孩子吃饭团，从断奶开始要考虑营养均衡。不仅是食品的数量，还要增加食品的种类	适度	男孩：4182 焦 女孩：3763 焦
3—5 岁	这是孩子发育显著的时期，但是也存在个人差异。虽然这时孩子会开始挑食，但也不尽然，继续提供营养均衡的食物。如果有一次孩子吃的比较少，就用点心补充营养	适度	男孩：5436 焦 女孩：5227 焦
6—7 岁	这是乳牙向恒牙开始转变的时期。让孩子摄取增强牙齿和骨骼的钙质。养成咀嚼的习惯，消化吸收也会变好，牙齿也会变得坚固	略低	男孩：5645 焦 女孩：5227 焦
		适度	男孩：6482 焦 女孩：6063 焦
8—9 岁	这个时期，孩子也和成人一样，从三餐中摄取所需能量。增加主食的分量，通过配菜补充维生素和矿物质。也要摄取钙质和铁	略低	男孩：6691 焦 女孩：6273 焦
		适度	男孩：7527 焦 女孩：7109 焦

引自日本厚生劳动省，《日本人的饮食摄取标准（2010 年）》

摄取钙质，形成坚固的骨骼

孩子的骨骼生长伴随着身高增长，身体逐渐变高。因此要摄取运动和骨骼生长必需的钙质和促进钙质吸收的维生素等营养。儿时骨骼的发育程度与成年之后的骨骼强度息息相关。牙齿也是一样。想要坚固的牙齿就必须摄取充足的营养。

牛奶

说起强健的骨骼和坚固的牙齿所需的营养，非钙质莫属了。牛奶与其他含钙食品相比，更容易被身体吸收，是孩子断奶后的理想饮品。

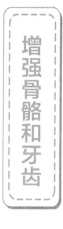

沙丁鱼

小鱼是富含钙质的食品，其中沙丁鱼可以作为断奶后的餐食食材使用，婴幼儿也可放心食用。在长出牙齿之后，可将其做成鱼丸食用。

羊栖菜

羊栖菜是营养价值很高的海藻。不仅富含钙质，还有促进骨骼生长的镁元素。摄取镁元素，可以促进骨骼的新陈代谢。

咀嚼食物可令牙齿坚固

长牙的时候，吃一些需要咀嚼的食物，可以让牙齿变坚固，促进牙根的血液循环。还能刺激大脑，促进大脑发育。

通过钙质强健骨骼
芜菁煮沙丁鱼

材料 沙丁鱼（袋装小鱼）：1
小勺，芜菁（切成细条）：
1 大勺。

做法 1. 沙丁鱼放进热水中煮，
去除咸味。

2. 在锅里加入热水，放入
沙丁鱼、芜菁，煮到软烂。

3. 将步骤 2 的食材放在研
钵里，磨碎。

通过钙质强健骨骼和牙齿
牛奶白菜

材料 白菜（切成细丝）：3
大勺，牛奶：1 大勺，水：
1 大勺，淀粉：少许。

做法 1. 将白菜放在锅里，加
入热水，煮到白菜软烂，
去除水分后放在容器中
备用。

2. 在锅里加入牛奶和水，
煮好之后加淀粉，与白
菜混合。

补钙和镁，让牙齿和骨骼变坚固
羊栖菜焖米饭

材料 羊栖菜（干）：1 大勺，米：
360 克，胡萝卜（切丝）：1/2 根，
生姜（磨成泥）：2 小勺。

A 酱油：2 大勺，料酒：
1 大勺，清酒：1 大勺，
颗粒状汤料：1 小勺。

做法 1. 将米洗净放进电饭锅，再放入
泡发的羊栖菜、胡萝卜、生姜、
调料 A，将其混合。

2. 在电饭锅里加入水，开始焖米
饭，直至蒸熟。

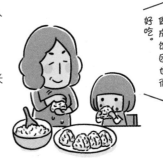

好吃。做成饭团也很

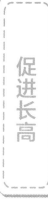

促进长高

摄取促进发育的蛋白质

为了长高，必须摄入足够的营养。首先就是蛋白质。蛋白质是骨骼和血液等的构成物质，而处于成长期的孩子更加需要蛋白质。另外，钙、锌、铁也是身体发育不可或缺的营养元素。因此要在平常的饮食中均衡地摄入这些营养元素。

大豆

大豆中富含蛋白质、钙、铁、维生素等多种营养元素，是孩子发育过程中不可或缺的食品。可以给幼儿吃豆腐。

奶酪

奶酪中富含促进骨骼和肌肉生长所必需的蛋白质和钙。加工干酪是将牛奶的营养元素浓缩后制成的，其钙含量是牛奶的6倍。是方便食用，适合做点心的食材。

生长痛

生长痛是孩子睡觉时膝关节突然疼痛的症状。大多发生在幼儿期到小学低年级时期。有人认为生长痛是骨骼急速生长时产生的疼痛，但其实两者并无直接关系。事实上，它是身体还未完全发育的孩子因运动量较大而因劳累产生的疼痛。另外，也可能是精神层面的影响。如果孩子觉得疼痛，就用湿布按摩。如果情况严重，要及时就医。

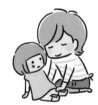

摄取能促进身高增长的营养
胡萝卜豆腐拌菜

材料　豆腐：边长 2 厘米的方块，胡萝卜（磨成泥）：1 大勺，高汤：50 毫升。

做法　1. 将胡萝卜和高汤加入锅中，胡萝卜煮到柔软，盛出放在容器里。

2. 将豆腐加入锅里煮，之后去除水分，放进研钵磨碎，并与步骤 1 的食材混合。

促进发育的菜肴
豆腐煮南瓜

材料　豆腐：边长 2 厘米的方块，南瓜（去皮）：边长 2 厘米的方块，高汤：100 毫升。

做法　1. 把豆腐和南瓜切成边长 0.5 厘米的小块。

2. 将食材放入锅里，加入高汤煮到食材变软。

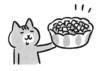

豆腐和南瓜的口感很好！

补充蛋白质和钙
可可奶酪蛋糕

材料　可可粉（经过筛选过滤）：2 大勺，奶油干酪：80 克，鸡蛋：1 个，砂糖：2 大勺，原味酸奶：25 克，低筋面粉：1 大勺，黄油：适量。

做法　1. 将奶油干酪放进碗里，搅拌至滑腻，加入蛋黄、酸奶、可可粉、砂糖（1 大勺）、低筋面粉，将食材混合。

2. 将蛋清打成蓬松状，加入砂糖（剩下的 1 大勺），制成蛋白酥皮。

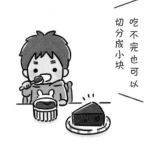

吃不完也可以切分成小块

3. 将 1 和 2 混合，放入涂着黄油的容器里，用 180℃ 的烤炉烤制 20~30 分钟。

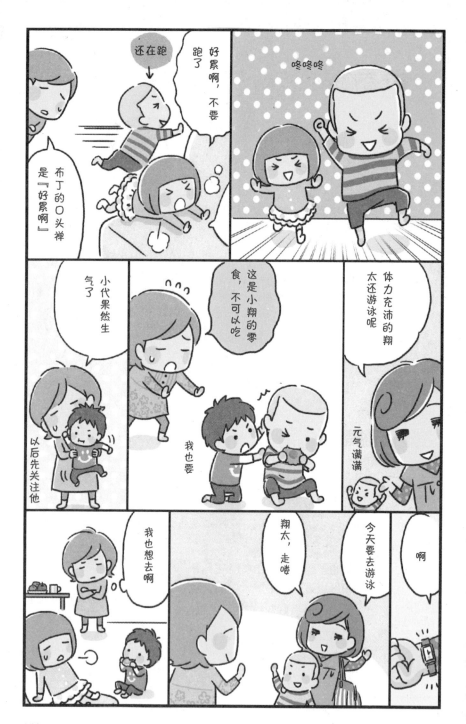

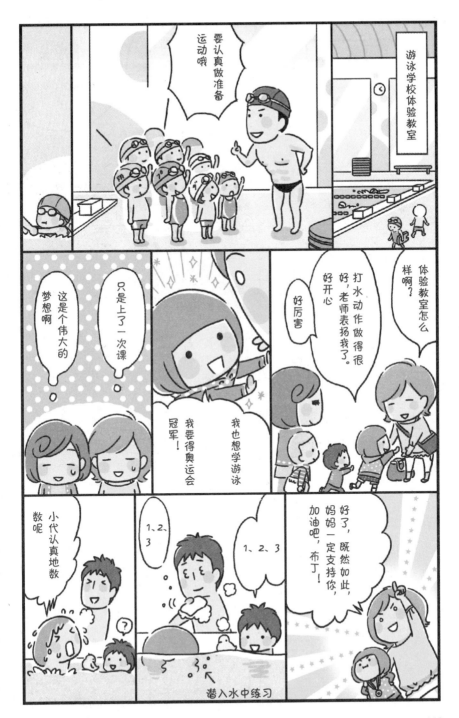

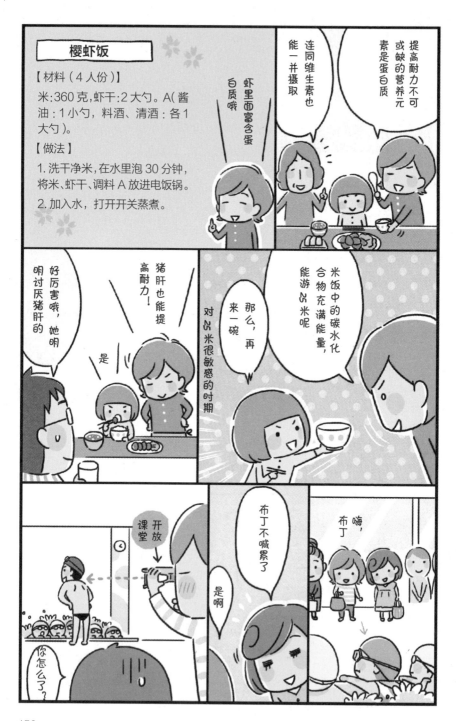

樱虾饭

【材料（4人份）】

米:360克,虾干:2大勺。A(酱油:1小勺,料酒、清酒:各1大勺)。

【做法】

1. 洗干净米,在水里泡30分钟,将米、虾干、调料A放进电饭锅。

2. 加入水,打开开关蒸煮。

提高耐力不可或缺的营养元素是蛋白质

连同维生素也能一并摄取

虾里面富含蛋白质哦

米饭中的碳水化合物充满能量,能游25米呢

对25米很敏感的时期

那么,再来一碗

猪肝也能提高耐力!

是

好厉害哦,她明明讨厌猪肝的

开放课堂

你怎么了?

布丁不喊累了

是啊

嗨,布丁

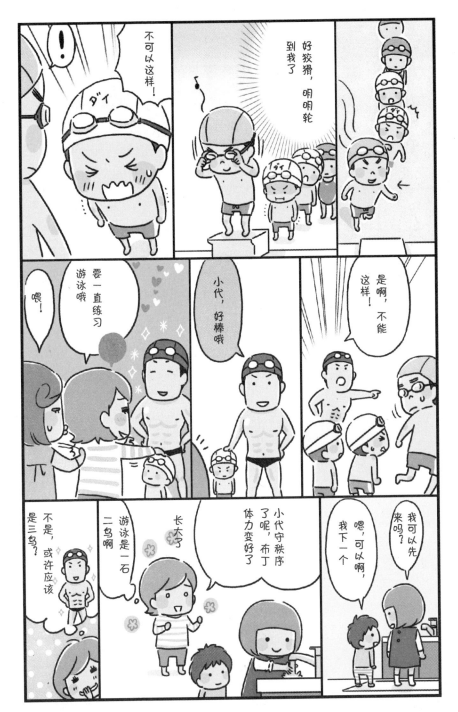

为了发挥力量，需要摄取能量

发育期是塑造身体基础功能的时期，为了提高体力和运动能力，必须摄取能量和营养。营养不良的时候，玩耍和运动时就不能发挥足够的体力。要均衡地摄取维持体力的糖类、脂类、铁、骨骼所需的钙、肌肉所需的蛋白质等。

菠菜

富含铁，推荐食用。如果缺铁的话，肌肉会变得容易酸痛，身体也易疲劳。菠菜富含铁、维生素C、钙、胡萝卜素。推荐经常食用。

虾干

樱虾等虾干营养丰富，能帮助孩子提升体力和运动能力。虾壳富含钙质、蛋白质、铁。做饭时也可以加虾干调味。

大米

从大米中可以充分摄取糖类、脂肪等营养元素。作为主食食用，可以为肌肉提供糖原，提高耐力。做成粥也可以作为断奶食品给孩子食用。

运动后的营养补充

剧烈运动之后，需要补充水分，除此之外，补充恢复体力的营养元素也很重要。可以从牛奶类饮品中同时摄取糖类和蛋白质，对补充体力非常有效。

营养丰富的浇汁菜

菠菜面

材料　菠菜（叶子）：3 片，挂面：40 根（可根据个人情况）。

做法　1. 将菠菜和挂面分别煮好，将菠菜切成细条。

2. 将菠菜放进研钵磨碎。

3. 将挂面盛在容器里，在上面放上菠菜，调味。

从米饭中摄取能量

裙带菜粥

材料　热米饭：2 大勺，裙带菜（干）：1/2 小勺，水：100 毫升。

做法　1. 裙带菜泡发之后，再去除水分。

2. 将米饭和裙带菜放进锅里，加水煮到软烂，再放入研钵磨碎。

钙和铁补充体力

虾干拌饭

材料　虾干：20 克，酱油：1 大勺，芝麻油：1 大勺，炒芝麻：适量。

做法　1. 将芝麻油倒进煎锅加热，将虾干放进锅里翻炒。

2. 炒出香味，再加入酱油继续炒，炒熟后加入芝麻。

热热的饭！

调制意大利面

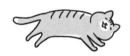

加入煎鸡蛋也很美味！

做成饭团

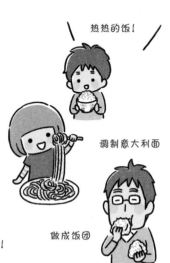

从幼儿期开始开发孩子大脑

孩子的大脑每天都在发育，饮食对大脑发育有很大影响，如果营养不足，则不利于孩子大脑发育。从幼儿期就要摄取促进大脑发育的营养，这一点非常重要。摄取促进大脑发育的DHA、提高记忆力的磷脂类、锌。另外，大脑所需的能量源从米饭中摄取最合适。

豆腐

豆腐中富含磷脂，有助于提高记忆力。另外，钙可以安定心神，有助于集中注意力。豆腐是容易被消化吸收的食材，幼儿也能食用。

金枪鱼

鱼脂富含DHA，可以促进大脑神经的发育，也有助于提高记忆力和学习能力。幼儿在7—8个月的时候，加热金枪鱼，调整食用量，可以给孩子食用。

鲽鱼

鲽鱼富含促进细胞新陈代谢的锌和拮抗有害重金属的硒，可以提高记忆力和思考能力。另外，鲽鱼不仅富含蛋白质还是低脂食物，容易被消化，孩子可以多吃。

大脑的能量源

用脑时会消耗葡萄糖。米饭、面包、面食中富含葡萄糖。如果葡萄糖摄入不足的话，不利于大脑发育，因此，要从一日三餐中摄取足够的葡萄糖。

促进大脑健康发育
豆腐煮胡萝卜

材料　豆腐：边长 3 厘米的方块，胡萝卜：15 克。

做法　1.将豆腐和胡萝卜放在锅里，加入热水，将豆腐和胡萝卜煮软。

2.步骤1的食材去除水分，放进研钵磨碎。

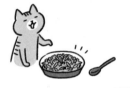

富含促进大脑发育的 DHA
金枪鱼西蓝花沙拉

材料　金枪鱼（刺身）：1 片，西蓝花：30 克。

做法　1.将金枪鱼煮熟之后切成细丝。

2.将西蓝花煮熟，切成细条，与金枪鱼混合。

用高汤煮也很美味

提高大脑活跃度
黄油烤鲽鱼

材料　鲽鱼:1 片,低筋面粉:适量,酱油：1 小勺，黄油：1 大勺，盐、胡椒：少许。

做法　1.鲽鱼裹上盐和胡椒，再将鲽鱼两面涂一层低筋面粉。

2.将黄油放在煎锅里加热，煎烤两面，煎烤之后加入酱油调味。

加上柠檬和蛋黄酱也很美味哦

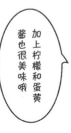

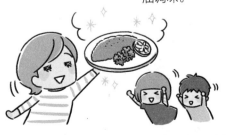

什么是好的零食?

孩子不会在用餐时吃很多,因此点心是重要的能量来源。制作孩子成长所需的美味零食吧。

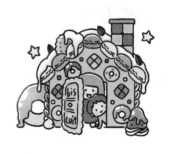

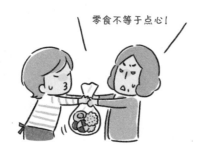

零食不等于点心!

零食是甜食?

大家常常会觉得"零食＝甜味的点心",但是零食也是补偿营养的第四餐,饭团和蒸饼也是不错的零食。

简易零食

外面买的简易零食和杯面有很多添加剂,油脂和糖分含量很高。一直吃的话,会降低免疫力,造成营养不良、过敏、肥胖等。

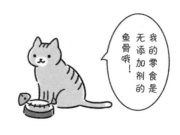

我的零食是无添加剂的鱼骨哦!

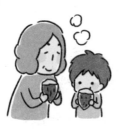

想让孩子品尝零食本身的甜味。

从零食中摄取热量

可以从零食中摄取热量,幼儿期前期,孩子每天所需的热量是 62.7 千焦,幼儿期后期所需的热量是 83.7 千焦。可以从水果、乳制品、红薯中摄取水分。

加入豆腐的丸子 (1—6岁)

材料　糯米粉: 100 克, 豆腐: 130 克。

A(酱油: 2 大勺, 料酒: 1 大勺, 砂糖: 根据个人喜欢即可, 水: 4 大勺), 淀粉: 适量。

做法　1. 将糯米粉和去除水分的豆腐混合在一起, 做成丸子状。

2. 将丸子放进煮沸的热水中, 煮 2 分钟之后取出, 在加热的煎锅里煎烤。

3. 在锅里加入调料 A, 加入淀粉混合, 做成酱料, 再将丸子串起来。

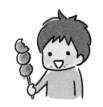

甘薯烤馅饼 (1—6岁)

材料　甘薯: 100 克, 芝麻: 适量, 淀粉: 1 大勺, 油: 少量。

做法　1. 将甘薯蒸好, 然后去皮, 碾碎甘薯之后加入淀粉和芝麻混合。

2. 将步骤 1 的食材摊平, 在锅里加入油两面煎烤。

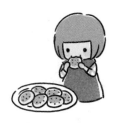

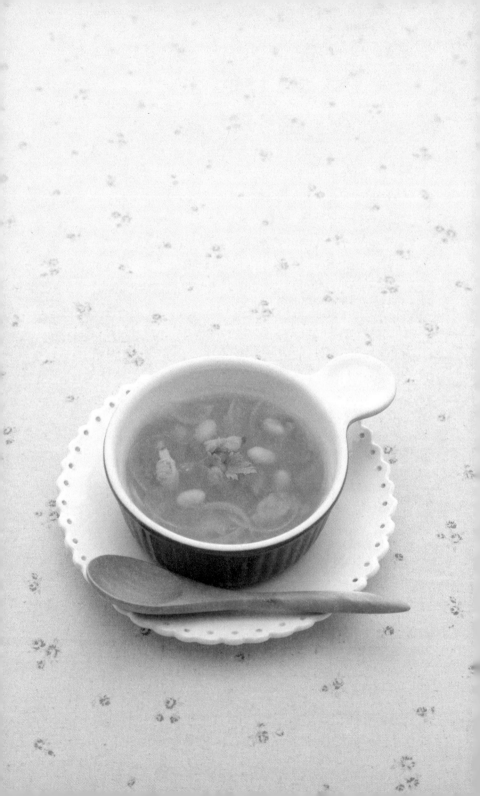

第五章

对孕期和哺乳期有效的食物和食谱

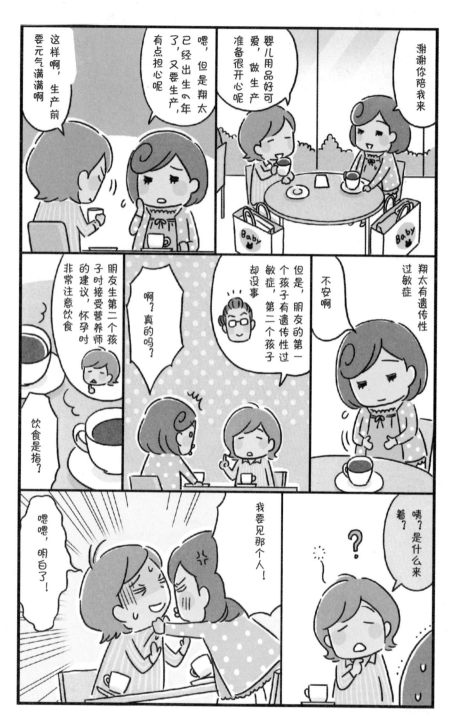

谢谢你陪我来

婴儿用品好可爱，做生产准备很开心呢

有点担心呢

嗯，但是翔太已经出生の年了，又要生产，

这样啊，生产前要元气满满啊

翔太有遗传性过敏症

不安啊

但是，朋友的第一个孩子有遗传性过敏症，第二个孩子却没事

啊？真的吗？

朋友生第二个孩子时接受营养师的建议，怀孕时非常注意饮食

饮食是指？

咦？是什么来着？

？

我要见那个人！

嗯嗯，明白了！

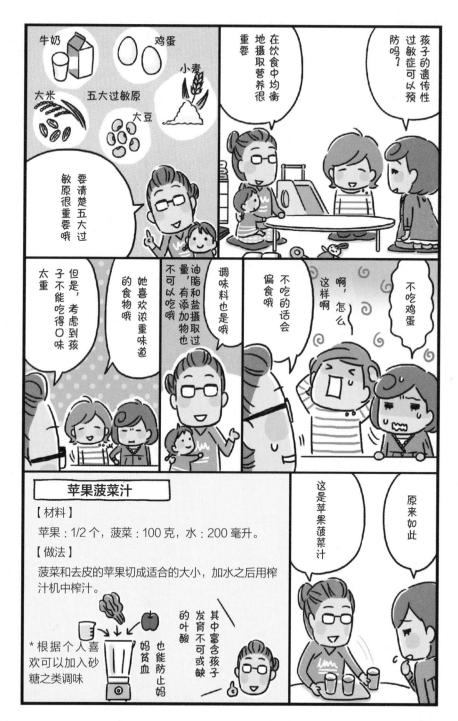

牛奶　鸡蛋

大米　五大过敏原　小麦

大豆

在饮食中均衡地摄取营养很重要

孩子的遗传性过敏症可以预防吗？

要清楚五大过敏原很重要哦

但是，考虑到孩子不能吃得口味太重

她喜欢浓重味道的食物哦

油、脂和盐摄取过量，有添加物也不可以吃哦

调味料也是哦

偏食哦

不吃的话会这样啊

啊，怎么

不吃鸡蛋

苹果菠菜汁

【材料】

苹果：1/2 个，菠菜：100 克，水：200 毫升。

【做法】

菠菜和去皮的苹果切成适合的大小，加水之后用榨汁机中榨汁。

*根据个人喜欢可以加入砂糖之类调味

其中富含孩子发育不可或缺的叶酸

也能防止妈妈贫血

这是苹果菠菜汁

原来如此

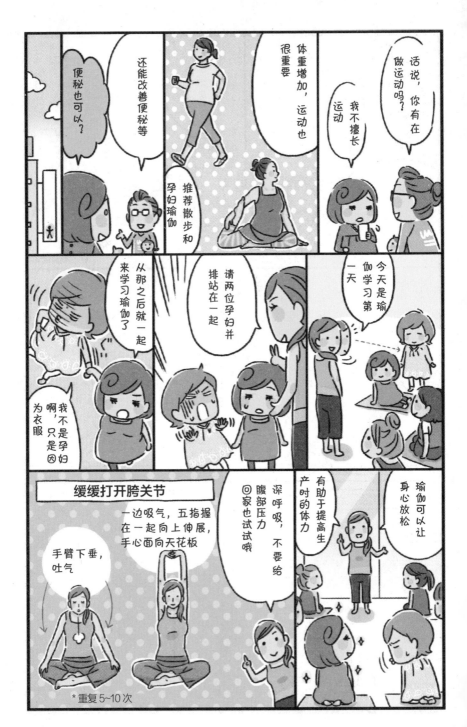

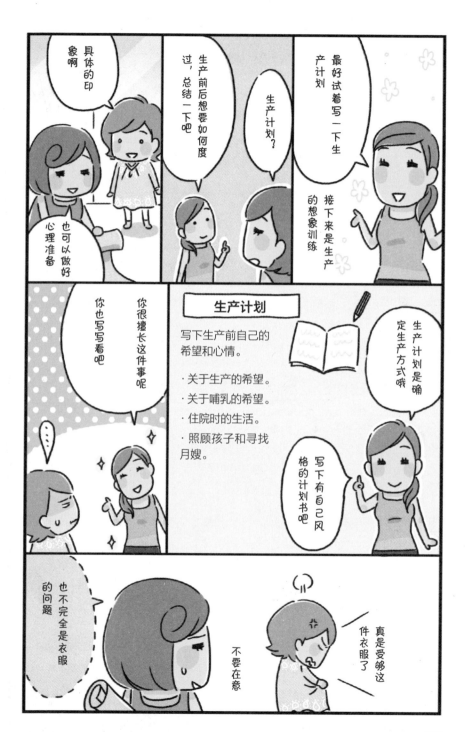

163

怀孕时所需的营养

胎儿和母亲都不能缺少营养

怀孕时，为了母亲和胎儿的健康，要均衡地摄取营养。为了防止某样食品食用过量，要考虑一日三餐的饮食计划，从以下食品中摄取各种各样的营养吧。

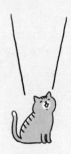

蛋白质 — 大豆

蛋白质是胎儿肌肉和血液主要成分，不仅可以从大豆等豆类中获取植物蛋白，也可以补充动物蛋白，均衡摄取蛋白质。

 其他食材 豆制品（豆浆、豆腐）、鸡蛋、乳制品、肉（猪肉等）、鱼（鳕鱼等）。

钙 — 牛奶

钙是胎儿的骨骼和牙齿发育不可或缺的营养元素，还能预防母亲烦躁的情绪。与维生素 D 一同摄取，可以促进吸收。

 其他食材 虾干、乳制品、沙丁鱼、芝麻、萝卜干。

铁 — 羊栖菜

怀孕时，为了增加血液量，要摄入比平时更多的铁。可以在饮食中有意识地摄入含铁量高的羊栖菜。

 其他食材 猪肝、豆腐、绿色蔬菜、蛤蜊、可可、大豆粉。

膳食纤维 — 红薯

红薯可以预防和改善便秘。谷物和蔬菜中的不可溶性膳食纤维和水果中的可溶性膳食纤维，都需要摄取。

 其他食材 魔芋、豆腐渣、干香菇、荞麦、牛蒡、香蕉、猕猴桃。

叶酸 | 青豆

青豆等蔬菜中富含的叶酸是B族维生素中的一种，是胎儿发育时必需的营养成分。

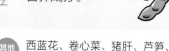

其他食材 西蓝花、卷心菜、猪肝、芦笋、海带、裙带菜。

B族维生素 | 猪肉

维生素 B_1 可以参与能量代谢，维生素 B_2 可以促进胎儿发育。维生素 B_6 对身体机能有所助益。

其他食材 维生素 B_1：大豆、糙米、鳗鱼，维生素 B_2：纳豆、猪肝，维生素 B_6：大蒜、开心果。

维生素 D | 小沙丁鱼

维生素 D 可以调整血液浓度，促进钙吸收，但是不能过量食用。

其他食材 干香菇、鲑鱼、沙丁鱼、木耳、秋刀鱼、丛生口蘑。

维生素 A | 胡萝卜

可以提高孕妈妈的免疫力，预防感染。胡萝卜素在体内转化成维生素 A，因此要大量食用富含胡萝卜素的蔬菜。

其他食材 猪肝、紫苏、南瓜、菠菜、茼蒿。

维生素 C | 草莓

维生素 C 可以预防病毒入侵，防感冒，还能促进铁的吸收。另外，维生素 C 还有助于生成胶原蛋白，防止怀孕时期皮肤变差。

其他食材 红椒、猕猴桃、柠檬、柿子、金虎尾、苦瓜。

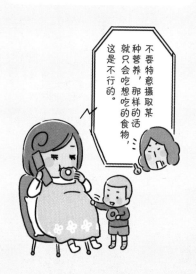

不要特意摄取某种营养，那样的话就只会想吃吃的食物，这是不行的。

怀孕时要忌口的食物

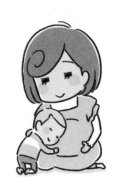

怀孕之后，为了腹中的胎儿要对喜欢的食物有所克制，否则会对孩子有不良影响。不仅在怀孕时要忌口，哺乳时期也要忌口。

咖啡因

怀孕时如果母亲摄取了咖啡因，就会通过母体传给胎儿，增加胎儿的身体负担。

为了放松心情，想喝咖啡的时候，一天最多喝 3 杯即可。

含有咖啡因的饮料

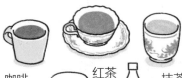

咖啡　　　红茶　　　抹茶

乌龙茶　　可乐

无咖啡因和咖啡因含量较少的饮料

大麦茶　粗茶（一种煎茶）路依保斯茶

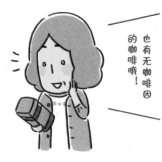

也有无咖啡因的咖啡哦！

甜茶、玄米茶、杜仲茶、黑豆茶、蒲公英茶等都是无咖啡因和咖啡因含量较少的饮料。

酒精

摄取过量的酒精，可能会引起胎儿的
生理缺陷。怀孕时要控制饮酒。

　每天喝一杯啤酒或红酒对胎儿的
　影响较小。

过量摄取盐分

过量摄取盐分会增加怀孕期高血压的
可能性。怀孕前口味偏重的人在怀孕
后要减少盐分的摄入。

　孕妇一天不能摄入超过 10 克的盐
　分，最合适的份量是少于 7.5 克。

调料	含盐量
酱油	2.9 克
味噌	2.3 克
炸猪排的酱汁	1.0 克
番茄酱	0.5 克
蛋黄酱	0.2 克
醋	0 克

（每 1 大勺调料盐的含量）

汞

怀孕时如果某些鱼吃得太
多，就会让胎儿的身体堆
积汞元素，对胎儿产生不
良影响（除了特定的鱼，
其他鱼类的汞元素含量较
低，不会影响孩子的健康）。

需要注意的鱼

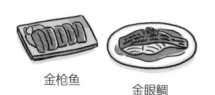

金枪鱼　　　金眼鲷

怀孕时，一次不能吃超过 80 克的黑金枪鱼，一周最多两次。金
眼鲷一周大约吃 80 克（煮熟的情况）。

烟

尼古丁会让血管收缩，减少母体输送给胎
儿的营养，因此胎儿有营养不良的可能。
也会增加流产的概率。

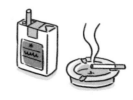

为了生成血液，摄取铁

怀孕初期胎盘形成，非常有必要摄取促进血液生成的铁和维生素。这个时期容易便秘，要摄取足量膳食纤维。也不要忘记摄取对孩子发育有促进作用的叶酸和蛋白质，夏天要少吃冰冷的食物。孕吐时期没什么胃口，要注意饮食。

豆腐

豆腐中富含蛋白质、钙、维生素，以及怀孕初期所需的叶酸，而且容易被消化吸收，是适合怀孕时食用的食材。

猪肝

为了促进胎盘形成以及胎儿发育，需要生成许多血液。可以通过食用猪肝而摄取大量的铁元素。如果同时摄入蛋白质和维生素 C，可以促进吸收。

菠菜

菠菜中富含叶酸，可以促进红细胞的生成，降底胎儿患神经管闭锁障碍症的风险。另外，菠菜中还含有钙、锌、维生素、铁等。

防止孕吐

怀孕初期会孕吐，为了防止空腹时呕吐，将一餐的食物分成小份食用。

建议将饭团分成小份

不用火的健康食谱
豆腐裙带菜沙拉

材料 豆腐：1块，裙带菜（干燥）：2大勺，萝卜苗：根据喜好添加，青紫苏：根据喜好添加，橘子醋：2大勺，芝麻油：少许。

做法 1. 将裙带菜泡在水里，豆腐切成适宜入口大小，为了容易食用，将萝卜苗和青紫苏切得大一些。

2. 将步骤1的食材放进碗里，加入橘子醋和芝麻油混合。

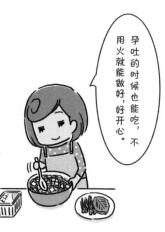

孕吐的时候也能吃，不用火就能做好，好开心。

怀孕初期要补充叶酸和铁
菠菜炒鸡蛋

材料 菠菜：1/2束，鸡蛋：1个，蚝油：1/2勺，油：适量。

做法 1. 煮好菠菜，去除水分，为了方便入口，切得稍微大一些。

2. 鸡蛋与蚝油混合，将油倒进煎锅加热，将鸡蛋炒至半熟，再加入步骤1的食材炒熟即可。

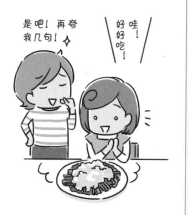

是吧！再夸我几句！

哇！好好吃！

好！好吃！

怀孕中期（5—7个月）

补充骨骼发育所需的营养

到了怀孕中期，孕吐减轻身体恢复，虽然食欲增加了，但为了顺利生产，要注意不要让体重过重。从营养层面来说，要摄取对胎儿骨骼形成有所助益的钙和蛋白质，也要补充铁。为了预防高血压，不要摄入过量的盐分。

虾干

虾干中富含蛋白质和钙，是胎儿的骨骼和肌肉形成时必不可缺的营养元素。怀孕5个月后，胎儿骨骼发育，摄入虾干，可以补充营养。

鳕鱼

鳕鱼中富含促进胎儿发育的钙和蛋白质，对恢复食欲的孕妇来说，是低热量的美味食物。鳕鱼味道清淡，可适当加一些盐。

冻豆腐

冻豆腐富含的蛋白质和钙是豆腐的数倍，还含有防止贫血和促进胎儿发育的铁，还能促进产后恢复和母乳的分泌。

甘甜的水果

虽然水果对身体好，但要注意其糖分含量过高。如果吃得太多，会造成体重增加。怀孕中期注意不要吃太多水果。

富含蛋白质和钙

鳕鱼味噌汁

材料　鳕鱼：1片，味噌：2大勺，丛生口蘑：适量，葱：适量，生姜（磨成泥）：1/2大勺，高汤：500毫升（也可以将颗粒状汤料溶水）。

做法　1.鳕鱼切成方便入口大小，将葱斜切，口蘑去掉菌柄头，再分成小份。

2.将高汤放入锅里煮沸，将步骤1的食材加入汤中煮，之后加入味噌和生姜，煮沸即可。

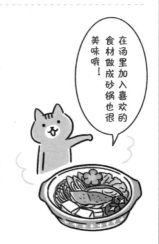

在汤里加入喜欢的食材做成砂锅也很美味哦！

预防贫血

油炸冻豆腐

材料　冻豆腐：2块，淀粉：适量，油：适量。

A　酱油：2小勺，料酒、清酒：各1小勺，生姜、蒜泥：各1小勺。

做法　1.将冻豆腐放入水中煮约5分钟，然后去除水分，切成适宜入口大小。

2.将调料A放入容器中，与步骤1的食材混合，裹上淀粉。

3.在煎锅里加入油，将豆腐煎炸到恰到好处。

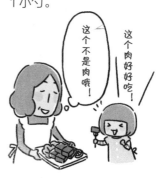

这个不是肉哦！

这个肉好好吃！

为了准备生产，要更注重营养

胎儿逐渐成形，母亲的子宫也逐渐变大，与之相伴的是食欲不振和胃灼热。要吃一些耐饿的食物。为了生产，必须摄取铁、钙、蛋白质等。

大豆

怀孕后期摄取的蛋白质不仅是为了胎儿发育，也是为了母亲产后恢复。大豆富含优质蛋白质、铁、钙，是怀孕后期优质的食材。

蛤蜊

胎儿发育和胎盘形成需要很多铁，怀孕后期容易缺铁。蛤蜊可以补铁。水煮蛤蜊也能很好地补充铁，因此从饮食中摄取铁吧。

萝卜干

将白萝卜切成细条，晒干后制成萝卜干。萝卜干比普通白萝卜的营养价值高，也能从中摄取丰富的钙。还能预防怀孕期的高血压。

怀孕时的饮食要点

怀孕时，母亲和胎儿都需要充足的营养。补充营养并不是增加主食和零食，而是通过主菜和配菜摄取营养，防止热量摄取过量。

富含铁和蛋白质的汤品

大豆蛤蜊番茄汤

材料　大豆（水煮）：2大勺，蛤蜊（水煮）：2大勺，番茄：1个，洋葱：1/2个，固体汤料：1块，水：400毫升，盐、胡椒：少许。

做法　1. 切好番茄和洋葱。

2. 将水和汤料放入锅里，将番茄、洋葱、大豆、蛤蜊加入汤里煮，最后加入盐和胡椒调味。

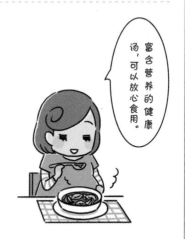

富含营养的健康汤，可以放心食用。

从沙拉中补钙

萝卜干沙拉

材料　萝卜干：50克，黄瓜：1根。

　　　A　酱油：1大勺，醋：1大勺，料酒：1大勺，芝麻油：1大勺。

做法　1. 将萝卜干放进水里煮片刻取出，切成适宜入口大小，将黄瓜切成细丝。

2. 将A倒入容器混合，将混合好的调料与食材混合。

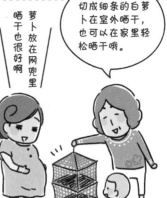

切成细条的白萝卜在室外晒干，也可以在家里轻松晒干哦。

萝卜放在网兜里晒干也很好啊

想通过怀孕期的饮食预防过敏

目前尚未找到能彻底预防胎儿过敏的方法，但母亲想要尽量避免孩子过敏，因此我们总结了饮食生活中需要注意的方面，为孕妇提供参考。

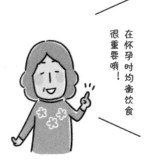

在怀孕时均衡饮食很重要哦！

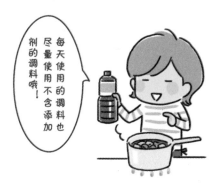

每天使用的调料也尽量使用不含添加剂的调料哦！

避免食品添加剂

加工食品中的食品添加剂令人担心，在怀孕时更要控制食品添加剂的摄入，尽量食用自己家做好的食物。

不能因为便宜，每餐都吃猪肉和牛肉！

不要总吃同一种食物

怀孕时期要均衡饮食，要轮流吃各种各样的食物。

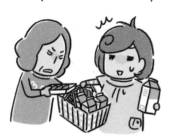

调整母亲的肠胃

调整肠胃也是预防过敏的方法之一。怀孕时要摄取膳食纤维、乳酸菌、低聚糖等，还能预防便秘和痢疾。

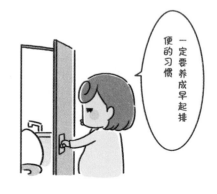

一定要养成早起排便的习惯

吃温热的食物

鱼和肉类会对消化造成负担，因此推荐加热后食用。鸡蛋、牛奶、豆类等可能成为过敏原的食物也要加热后食用。

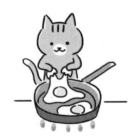

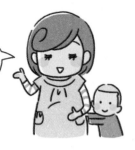

按照"怀孕时所需的营养"和"怀孕时要忌口的食物"，均衡地摄取食物中的营养。

孕吐

在食物中加入梅子、生姜、葱等食用

怀孕初期会有反胃和呕吐等孕吐反应。空腹时会更加难受，因此要避免空腹。在食物中加入能增进食欲的醋、生姜、葱等佐料，即使没有食欲也能进食。另外，呕吐会流失身体里面的水分和矿物营养素，因此要从食物中补充营养。

梅子

梅子能缓解呕吐，有助于减轻孕吐。心情糟糕、没有食欲的时候，酸味的食物能增加食量。将梅干放在饭团里，或用梅肉制作料理。

生姜

生姜可以促进肠胃消化吸收，可以缓解因孕吐产生的食欲不振，生姜还能使身体变得温暖，增进食欲。少量食用生姜可以缓解孕吐，但不要过量食用。

促进食欲，防止空腹

生姜香蕉汁

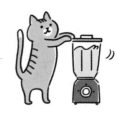

材料 生姜（磨成泥）：1小勺，香蕉：1根，豆奶：200毫升。

做法 将所有食材放在榨汁机里面，直至果汁变得丝滑。

* 根据个人喜好可以加入槭糖浆等甜味剂。

配合食用
生姜＋香蕉   香蕉中的维生素 B_6 能减轻孕吐。

水肿

调整食物中的盐分，摄取钾

怀孕时为了给胎儿提供血液，血液量增加孕妇容易下肢水肿。如果出现水肿，首先要调整食物中的盐分。减少盐分摄入能缓解水肿症状。为了排出体内盐分，可以食用富含钾的食品。另外，身体发冷和运动不足也是血液循环的大敌。

海带

海带中富含钾，可以调整体内的矿物营养素的平衡，排出体内盐分，缓解水肿。另外，海带富含的碘可以促进新陈代谢，防止身体发冷。

红小豆

红小豆中除了含有能缓解水肿的钾之外，还有具有利尿效果的皂角苷。推荐大家将红豆馅放在孕期食用的粥里。

钾缓解水肿

海带煮胡萝卜

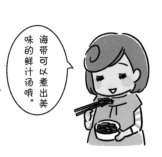

海带可以煮出美味的鲜汁汤哦。

材料　切片海带: 70克, 胡萝卜: 1/3根, 浓缩汤料: 1大勺。

做法　1. 将海带切成容易入口的长度, 将胡萝卜切成细条。

　　　2. 将汤料和食材放在锅里, 加入水, 水覆盖到食材即可, 煮至入味。

摄取膳食纤维

怀孕中期到后期，子宫变大，压迫肠胃，在激素的影响下会发生便秘。为了改善便秘，要摄取能调整肠胃的膳食纤维、乳酸菌、低聚糖等营养元素。同时摄取可溶性膳食纤维和不溶性膳食纤维效果更好。

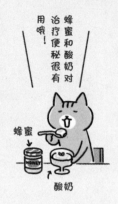

蜂蜜和酸奶对治疗便秘很有用哦！

蜂蜜

酸奶

魔芋

魔芋中富含被称为葡甘露聚糖的膳食纤维。这种成分进入肠胃，吸收水分，体积膨胀，可以促进肠胃中的废物排出。因为魔芋是低热量的食物，也不用担心体重增加。

灰树花菌

灰树花菌中富含可溶性膳食纤维β－葡聚糖，可以改善便秘。但是，要注意不能食用过量。每天需要摄取 17 克以上的膳食纤维。

膳食纤维改善便秘

魔芋炒灰树花菌

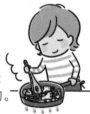

材料	魔芋：1包，灰树花菌：1株，芝麻油：1大勺。	A 酱油：2大勺，料酒：2大勺，清酒：1大勺。
做法	1.将魔芋切成细丝，灰树花菌切成容易入口的大小。	2.在锅里放上芝麻油，加热，加入步骤1的食材和调料翻炒。

贫血

怀孕期容易贫血，要充分补铁

怀孕时需要更多的血液，容易造成贫血。贫血时会产生疲倦感、心悸、呼吸困难等症状。为了预防和改善贫血，需要摄取大量的铁。如果和维生素 C 一同摄取，有助于吸收。

蛤蜊

孕期容易出现贫血，而蛤蜊富含铁，因此推荐孕妇食用。据说蛤蜊对水肿有缓解效果，可以将蛤蜊加入味噌汁中食用。

羊栖菜

羊栖菜的营养价值很高，富含铁、钙、钾、胡萝卜素，可以有效预防贫血。将羊栖菜做成料理，从中摄取铁和膳食纤维，还能预防便秘。

补铁预防贫血

羊栖菜煎蛋卷

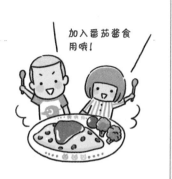

加入番茄酱食用哦！

材料　羊栖菜 (水煮)：30 克，鸡蛋：1 个。

做法　1. 将蛋液与羊栖菜混合。

2. 将油倒入锅里加热，将食材倒入锅里做成蛋卷。

高蛋白、低热量、减少盐分摄入

怀孕后期可能会出现高血压、蛋白尿、水肿等症状，被称为孕期高血压症候群。这会影响到生产和产后恢复。请根据医生的指导适量做运动、注意饮食吧。摄取维生素、钙、钾、鱼油、镁等，要在饮食中摄取高蛋白、低热量的食物，减少盐分摄入。

土豆

土豆富含钾，可以帮助孕妇排出身体里的钠，使血压下降，预防高血压。另外，土豆还有利尿作用，可以防止水肿。钾具有耐热性，即使加热也不会被破坏。

鲽鱼

鲽鱼富含蛋白质且是低热量的食物，可以预防孕期高血压，是非常适合孕妇的食材。可使用煮或盐烤等健康的烹饪方式。

小沙丁鱼

小沙丁鱼富含钙，可以预防和改善孕期高血压，为了提高钙的吸收率，可与富含维生素 D 的菌类一同食用。因为沙丁鱼含盐较多，请在用汤煮之后食用。

盐分的上限是？

控制盐分摄入可以预防孕期高血压。因此，每天摄入不超过 10 克的盐，如果已经出现了孕期高血压症状，要摄入的盐不要超过 8 克（具体情况要听从医嘱）。

补锌调整血压

煮土豆

材料　土豆: 1 个，盐、胡椒: 少许。

做法　1. 将土豆削皮，切成小块，放入水中。

2. 将土豆放入锅里，加入能覆盖土豆的水，将土豆煮至柔软。

3. 倒掉煮土豆的水，再开火加热去掉水分，土豆软烂之后加入盐和胡椒调味。

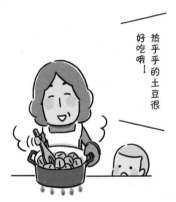

热乎乎的土豆很好吃哦！

补钙预防高血压

小沙丁鱼蘑菇拌萝卜泥

材料　小沙丁鱼（煮过的）: 1 大勺，蘑菇: 适量，白萝卜: 1/5 根，橘子醋: 根据个人喜欢添加。

做法　1. 将蘑菇切成容易入口的大小，平底锅不加油，将蘑菇放入锅里翻炒至熟。

2. 将白萝卜磨成泥，将萝卜泥、步骤 1 中的蘑菇和沙丁鱼一起放在容器里，加上橘子醋。

口感清爽，能勾起食欲。

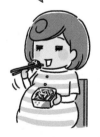

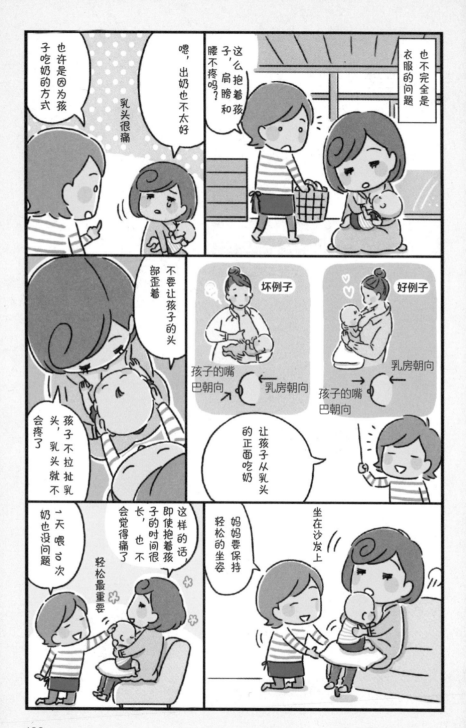

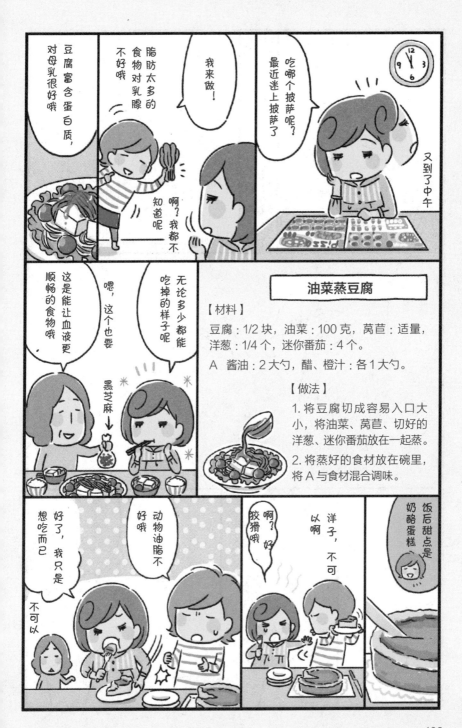

油菜蒸豆腐

【材料】

豆腐：1/2 块，油菜：100 克，莴苣：适量，洋葱：1/4 个，迷你番茄：4 个。

A 酱油：2 大勺，醋、橙汁：各1 大勺。

【做法】

1. 将豆腐切成容易入口大小，将油菜、莴苣、切好的洋葱、迷你番茄放在一起蒸。

2. 将蒸好的食材放在碗里，将 A 与食材混合调味。

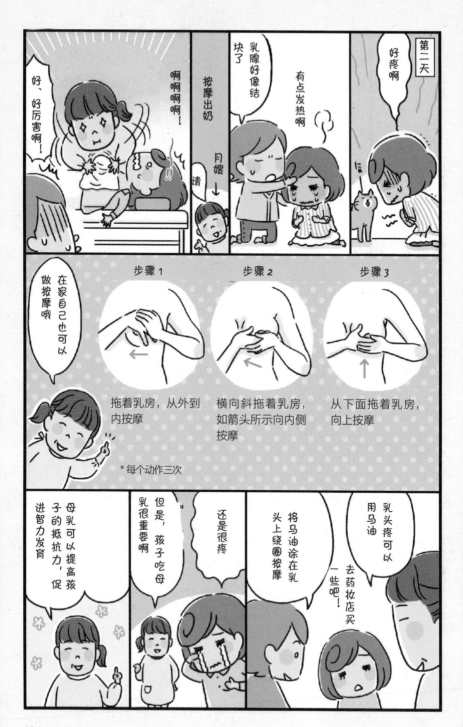

184

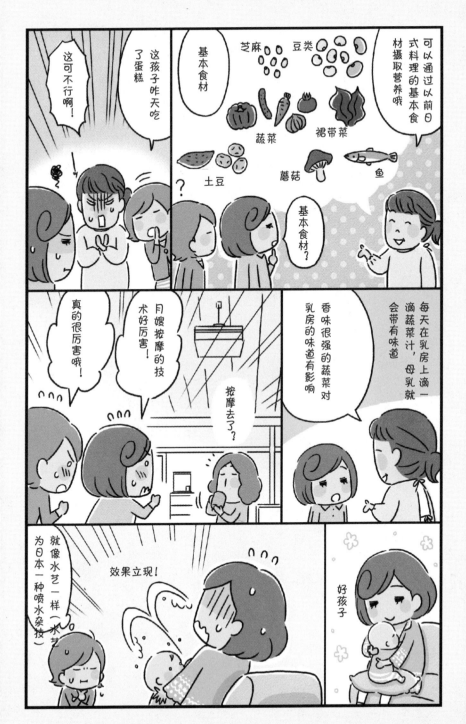

185

哺乳时所需的营养

孩子的营养来自母亲的饮食

母乳中凝缩了孩子发育所需的营养成分。因此母乳喂养的孩子不容易生病。哺乳时不要过多摄取某种食物,不要挑食。不要让母乳缺少孩子发育所需的钙、蛋白质、铁、维生素等。孩子的健康与母亲息息相关。

钙 —虾干

为了在哺乳时让孩子补充钙,母亲要摄取含钙量很高的虾干。不要一次吃很多,要分成多次少量食用。

 羊栖菜、芝麻、裙带菜、海带、乳制品、豌豆、沙丁鱼。

蛋白质 —南瓜子

哺乳需要体力,孩子生长发育也需要营养因此需要补充蛋白质。南瓜子富含蛋白质和矿物质,可以做出小吃食用。

 猪肉、鸡肉、鸡蛋、虾干、大豆、豆腐、纳豆。

铁 —可可

孩子的发育和母体的恢复都离不开铁,纯可可富含促进血液生成的铁。产后容易缺铁,因此在哺乳期要注意补铁。

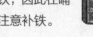

 羊栖菜、蛤蜊、大豆、冻豆腐、黄豆粉。

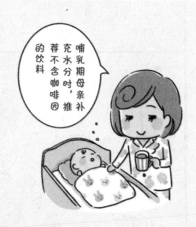

哺乳期母亲补充水分时,推荐不含咖啡因的饮料

维生素 A｜胡萝卜

胡萝卜富含的维生素 A，有助于产后恢复和调理身体。也含有在身体里转化成维生素 A 的胡萝卜素。

 其他食材 紫菜、紫苏、菠菜、南瓜、裙带菜、芥菜。

维生素 D｜木耳

维生素 D 有助于吸收钙元素，木耳中富含钙和多种维生素。

 其他食材 小沙丁鱼、鲑鱼、灰树花菌、干香菇、香鱼、秋刀鱼。

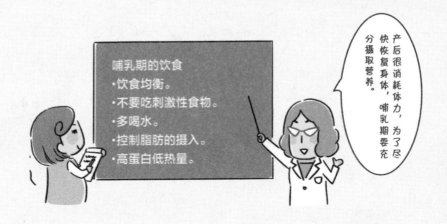

哺乳期的饮食
·饮食均衡。
·不要吃刺激性食物。
·多喝水。
·控制脂肪的摄入。
·高蛋白低热量。

产后很消耗体力，为了尽快恢复身体，哺乳期要充分摄取营养。

哺乳时必需的营养

哺乳期要摄取比平时更多的营养和能量。为了给孩子提供优质母乳，让母乳分泌顺畅，均衡饮食很重要。

母乳不足

促进激素分泌

母乳不足的原因有乳腺和乳管发育不全、营养不良、母亲的精神状态不佳等。需要摄入钙、铁、蛋白质等各种营养，才能改善母乳不足的情况。另外，推荐富含维生素 E 等具有造血功能的食品。孩子吃奶也能促进母亲的激素分泌。

油菜

油菜中富含分泌母乳所需的维生素 A，另外，还含有能预防孩子颅内出血的维生素 K。同时还能提供维生素 C，可以改善母亲的皮肤。

芝麻

芝麻富含维生素 E，有助于母乳的生成。小小的芝麻中还有钙、铁、蛋白质等。芝麻炒熟之后，将其磨碎，营养效果更显著。

蒲公英的根

据说，蒲公英的根也能促进母乳分泌。最近，有一种以蒲公英的根为原料制成的蒲公英茶，也可以买来试试。

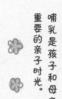

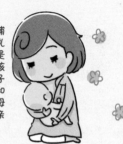

哺乳是孩子和母亲重要的亲子时光。

促进母乳分泌的营养

油菜煮油炸豆腐

材料　油菜: 1束,油炸豆腐: 1块,生姜(磨成泥): 1小勺。

A　酱油: 2大勺,料酒: 2大勺,高汤: 400毫升。

做法　1. 将油炸豆腐放入热水中去油,再切成容易入口的大小,之后将油菜也切成容易入口的大小。

2. 将生姜和调料A放进锅里,开火,将油炸豆腐加入其中调味,之后加入油菜一起煮。

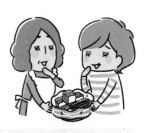

配合食用
油菜 + 油炸豆腐

油菜富含铁和钙,与油炸豆腐中的蛋白质搭配,有助于促进母乳分泌。

维生素 E 促进血液循环

芝麻酸奶甜点

材料　芝麻: 1大勺,酸奶: 150克,槭糖浆(或砂糖): 根据个人喜好添加。

做法　1. 将芝麻放进锅里炒,之后将炒好的芝麻放进研钵磨碎。

2. 将酸奶倒在碗里,加入芝麻和槭糖浆。

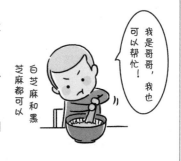

我是哥哥,我也可以帮忙!

白芝麻和黑芝麻都可以

配合食用
芝麻 + 酸奶

芝麻和酸奶一起吃,可以补充母乳所需的钙。

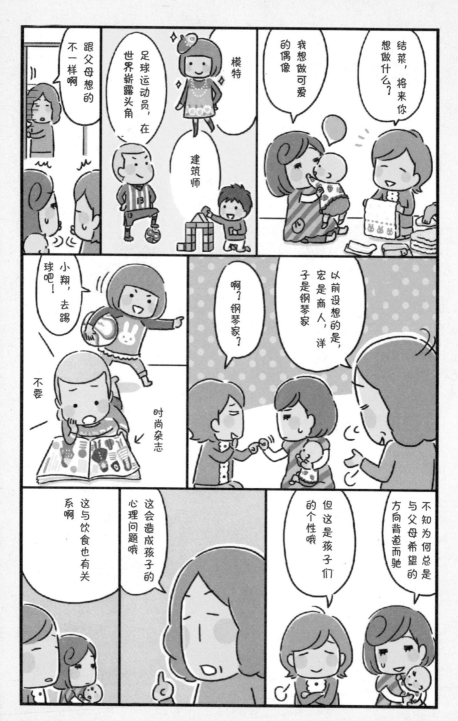

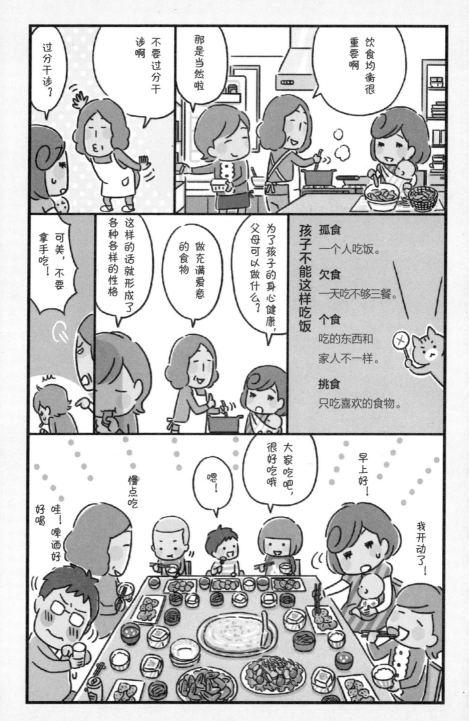

191